全国中医药行业高等教育"十三五"创新教材

针灸推拿
临床诊疗基础

（供中医学、针灸推拿学等专业用）

主　编　方剑乔　吕立江

中国中医药出版社
·北京·

图书在版编目（CIP）数据

针灸推拿临床诊疗基础 / 方剑乔，吕立江主编 . —北京：中国中医药出版社，2017.11

全国中医药行业高等教育"十三五"创新教材

ISBN 978 – 7 – 5132 – 4554 – 8

Ⅰ.①针…　Ⅱ.①方…　②吕…　Ⅲ.①针灸学—高等学校—教材　②推拿—高等学校—教材　Ⅳ.① R24

中国版本图书馆 CIP 数据核字（2017）第 257668 号

中国中医药出版社出版

北京市朝阳区北三环东路 28 号易亨大厦 16 层

邮政编码　100013

传真　010–64405750

河北省武强县画业有限责任公司印刷

各地新华书店经销

开本 787×1092　1/16　印张 14.75　字数 323 千字

2017 年 11 月第 1 版　2017 年 11 月第 1 次印刷

书号　ISBN 978 – 7 – 5132 – 4554 – 8

定价　59.00 元

网址　www.cptcm.com

社 长 热 线　010–64405720

购 书 热 线　010–89535836

维 权 打 假　010–64405753

微信服务号　zgzyycbs

微商城网址　https://kdt.im/LIdUGr

官 方 微 博　http://e.weibo.com/cptcm

天猫旗舰店网址　https://zgzyycbs.tmall.com

如有印装质量问题请与本社出版部联系（010–64405510）

全国中医药行业高等教育"十三五"创新教材

《针灸推拿临床诊疗基础》编委会

编写说明

　　针灸与推拿是两种重要的中医外治疗法，目前针灸推拿学已经成为一门相对独立的临床学科，全国高等中医药院校均开设了针灸推拿学专业，该专业的学生毕业后大多进入临床岗位，而针灸推拿的临床基础知识是疾病诊断与治疗的关键，因此该专业的临床诊疗基础知识与技能培养尤为重要。

　　20 世纪 90 年代末期，教育部根据中医临床的实际情况和人才培养需要，将中医药院校本科原来的针灸学专业和推拿学专业合并为针灸推拿学专业，目的是培养出符合 21 世纪中医发展需要的实用型的合格人才。但是由于目前各中医药院校的课程设置不统一，在针灸推拿学专业的教学计划中，除原有针灸专业或推拿专业的课程外，应该组合或开设更适应于临床需要的新课程，编写新教材。从目前的情况看，针灸推拿学专业毕业生和针灸推拿从业人员在临床工作中，往往会在疾病诊断和确定治疗原则的过程中遇到问题，这与缺乏系统的、相关的针灸推拿诊疗技术有关。当前，绝大部分中医药高等院校该专业的学生都是在学完《经络腧穴学》《刺法灸法学》及《推拿功法学》《推拿手法学》后就直接进入《针灸治疗学》与《推拿治疗学》的学习，而此时学生对本专科常见病的专科检查、辅助检查、诊断与治疗思路等诊疗基础知识尚很缺乏。加之针灸治疗学与推拿治疗学所涵盖的病种内容多、课时紧，教师不得不对诊疗基础知识内容进行弱化，导致学生在校期间对专科疾病诊疗基础知识的先天不足，从而影响着学生毕业后的疾病诊疗水平，其主要表现是专科检查不熟练、临床诊断水平不高。

　　在学习针灸治疗学与推拿治疗学之前，增设"针灸推拿诊疗基础课程"，为日后教师在教授针灸治疗学与推拿治疗学时倍感轻松，学生毕业后的临床诊疗水平亦大幅度提高，集中表现在专科常见疾病的专科检查操作熟练、诊断思路清晰，以及能顺利通过执业医师资格考试的实践技能操作考试等方面。基于上述全国各院校针灸推拿学专业课程设置现状及浙江中医药大学的经验，浙江中医药大学方剑乔、吕立江两位教授组织了全国的专家、教授共同编写了本教材，力使教材更具有临床针对性与实用性。

本教材包括疾病的临床诊断与治疗基础知识两部分内容。由于现行的《针灸治疗学》与《推拿治疗学》教材中的专科检查与辅助检查内容较少，加之针灸推拿专科临床常见病与优势病种多为运动系统和神经系统疾病，因此，本教材就将重点内容放在这两个系统疾病的专科检查与辅助检查等方面。

本教材分上、中、下三篇及附篇。上篇介绍了诊法基础及躯干、四肢部的专科检查，中篇介绍了常用运动系统功能及神经系统常用检查，下篇介绍了临床常用影像学检查及其他辅助检查，附篇介绍了针灸推拿专科病历的书写、疼痛的诊疗基础、针灸推拿专科优势病种诊疗方案列举等内容。本教材不仅适用于针灸推拿学专业学生学习之用，也可供针灸推拿专科医师参考使用，还可供欲报考参加中医类别执业医师资格考试的人员复习之用。

本教材由编写委员会的专家共同完成，采取主编负责制。绪论和第一章由方剑乔、吕立江、雷龙鸣编写，第二章由吕立江、牛红社编写，第三章由王晓东、吴云川编写，第四章由姚斐、刘鹏妹、王鹏编写，第五章由谢远军、熊俊编写，第六章由钱琦编写，第七章由牛坤、高爽编写，第八章由马睿杰编写，第九章由陈利芳编写，第十章由王鹏、刘俊昌编写。经过多次统稿，最后由主编方剑乔、吕立江两位教授统审全稿。特别感谢浙江中医药大学与中国中医药出版社领导在教材编写过程中给予的大力支持。在本教材的编写过程中，也得到了参加编写人员所在单位的大力支持，在此一并表示感谢。

尽管我们做出了许多努力，但由于时间仓促且编者水平有限，如有错误、纰漏之处，欢迎广大读者在使用过程中提出宝贵意见，以便再版时修订完善。

《针灸推拿临床诊疗基础》编委会

2017 年 9 月

目 录

中 篇

绪 论 ▷▷▷▷

　　针灸推拿临床诊疗基础是运用中医学基础理论，结合现代临床医学基本知识，指导针灸推拿进行临床疾病诊断和治疗的一门基础学科。针灸推拿临床诊疗基础的范围很广，中医基础理论、中医诊断学、经络腧穴学、诊断学、正常人体解剖学等学科内容都属于该学科的范畴。

　　针灸推拿临床诊疗基础是针灸推拿学的一门临床基础课程，而针灸推拿学被纳于中医治疗学的体系已有 3000 多年的历史。从现代临床应用来看，针灸推拿学实际上是由针灸学与推拿学合成，两者均以手法治疗疾病为特征。如针灸疗法是运用毫针、艾叶、火罐等器械，使用各种手法进行治病的方法；推拿疗法是用推拿手法，以功法为主，辅以器具、膏摩进行治病的方法。而针灸疗法和推拿疗法的临床运用均离不开临床诊疗的基础知识。

　　针灸推拿临床诊疗基础的理论与方法形成历史悠久，早在《周礼·天官》便有"以五气、五声、五色，视其死生"的记载。公元前 5 世纪，著名医家扁鹊即可通过"触脉、望色、听声、写形"来"言病之所在"。春秋战国时期出现的《脉法》《足臂十一脉灸经》《阴阳十一脉灸经》《五十二病方》《治百病方》及始于战国成书于西汉的中医学巨著《黄帝内经》等医学著作，奠定了针灸推拿临床诊疗的理论与方法基础；《黄帝内经》的整体观念与辨证论治思想为针灸推拿临床诊疗基础确定了临床诊疗原则；汉代张仲景《伤寒杂病论》中的六经辨证论治和脏腑辨证理论体系，都为针灸推拿临床诊疗基础奠定了诊疗思维。随着现代科学与诊断技术的发展，如 CT 和 MRI 检查的应用，大大提高了现代针灸推拿临床诊断的准确性、直观性、可靠性。

　　在针灸推拿漫长的临床应用过程中，诊疗范围已涉及当今几乎临床各科的病症。就目前而言，针灸学治疗以内科病症为主，兼及妇科、儿科、五官科、伤科、外科病症，治疗面较广；推拿学治疗以骨伤科病症为主，并涉及内、妇、儿、五官、皮肤科、外科等一些病症。事实上，针灸推拿在治疗上的每一次突破与发展，都是以准确的诊断为前提、正确的治疗原则为保证、明确的疗效标准为依据的。更重要的是，针灸推拿医学有其自身的特色，无论是诊断还是治疗，往往都借助于基础知识来完成。

　　在针灸推拿临床，诊疗疾病时往往针灸推拿同时使用，针灸医生掌握一定的推拿技术，推拿医生也会应用针灸操作，两者根据患者病情的需要而合理配合运用，有助于提高临床疗效。用于针灸推拿临床的诊法，即诊断方法，是包括对疾病进行检查、分析、判断，直到得出结论的一整套方法。由于历史的原因，中医学长于辨证分析而略于检查，现代医学长于检查而疏于整体观与辨证。因此，科学实用的诊法应是二者有机的结合和统一。针灸推拿诊法是直接为针灸推拿临床提供检查、判断疾病性质的理论和方法。从目前临床而言，它的内容可以概括为两大方面：其一，中医学关于疾病诊断的基本理论和方法，如四诊、八纲辨证、脏腑辨证、经络辨证等。其二，现代医学的一些诊查手段和方法，如关节与肌肉运动功能的检查、神经系统功能检查、特殊功能检查、X线摄片、CT 和 MRI 检查等。应该说，对于某种病症的认识，首先应立足于中医学的基本诊断理论和思想进行分析，结合必要的诊查手段进行深入全面的检查，然后综合判断，最终在定性、定位、定量等方面都有比较清晰的了解。在目前的针灸推拿从业人员中，有不少人缺乏系统的中医诊断能力，更缺乏现代医学相关诊断技术的运用能力，从而只能作为"针灸推拿治疗师"。针灸推拿临床诊疗基础内容的学习和掌握将有助于解决这个问题。

中医学治病的基本思想是"辨证施治"，强调理、法、方、药一线贯通，法从证出，切中病机，丝丝入扣，因此，无论哪一种治疗方法，都必须遵循这一基本原则。同时，中医学认为，不同性质的疾病要有不同的诊断方法，以便与不同的治疗方法相适应。如外感热病用六经辨证和卫气营血辨证，内伤杂病用脏腑辨证、气血津液辨证等。针灸推拿学则在脏腑辨证的基础上，更强调经络辨证（分经辨证）。

针灸推拿临床治法，是指针对证候性质特点所确立的治疗基本方法，是治疗疾病的具体方法，是制定针灸推拿处方的前提和依据，是针对针灸推拿诊法所确立的具体证候而制定的治疗法则，它直接指导针灸或推拿处方的制定，是对针灸与推拿的手法操作具有指导意义的根本方法。针灸推拿诊法治法在针灸学中已成体系，然而在医学科学研究飞速发展的今天，尚显得远远不够，时至今日也无专著，只分散在针灸医学各门学科之中；在推拿学中，传统的推拿学较少系统研究推拿诊法而多注重研究治法，诊断方法多套用已有的诊断方法，多与治疗手法相结合，强调"手摸心会"，往往难以捉摸，或是心中了了，指下难明，诸如"筋出槽""骨错缝"等一些描述，也是失之笼统，不易把握。当前，现代科技的高度发展为针灸推拿提供了比较先进的诊查手段，也只有今天才有条件系统地研究针灸推拿诊法问题，这样针灸推拿疗法才有可能得到比较大的发展。

学习针灸推拿临床诊疗基础，首先要认识到该课程的重要性，提高学习的自觉性。其次，必须加强技能训练。我们在平时的针灸推拿医疗实践之中，正确地诊断及对诊断的疾病进行规范的腧穴配伍和针灸推拿操作手法的组合（处方），能明显提高疾病治疗的有效率。因此，要在学习中加强对诊法（检查）的技能训练，反复操作，才能提高临床诊病的效率。再次，培养科学的诊断思维能力，确定切合实际的治疗方法，从适合针灸推拿临床需要的各种诊查方法的技能训练与操作的研究入手，结合中医学基本认识思想和针灸推拿治疗实际需要，进行针灸推拿辨证（诊断）体系的综合研究，从而确定相适应的治疗操作体系。要顺利地完成这一任务，必须培养针灸推拿学专业学生的科学诊断思维能力与临床检查技能，才能真正提高针灸推拿临床的诊疗水平。

第一章　诊法基础 ▷▷▷▷

第一节　望　诊

望诊是中医诊法的首要方法，是医生通过视觉来观察患者神、色、形、态等异常表现的一种临床检查方法。望诊能够观察到患者的全身和局部的病态表现，在临床诊断中应用范围很广，历代医家十分重视，从而占有重要临床地位。临床上有很多疾病，只要仔细观察就可以获得大量的诊断性资料或能做出确定性诊断，可谓一望心中明了。望诊的主要内容包括全身望诊与局部望诊，在这个章节主要介绍与针灸推拿诊疗相关的望诊知识。

一、望诊的方法

（一）对比观察法

在观察患侧异常改变的同时，要注意与健侧相应部位做对比，这对检查患侧异常改变不明显的疾患更为重要。如下肢肌肉的萎缩需要患侧与健侧对比。

（二）动静观察法

只有使用动态与静态相结合的望诊方法，才能观察收集到与针灸推拿临床诊疗相关的可靠临床资料。静态望诊是指观察患者的异常姿势形态，肢体的轴线和夹角、局部形态异常等。动态望诊是指观察患者的步态，四肢、脊柱等各关节的运动功能，以及其他各种特殊检查。

（三）整体观察法

在望诊过程中，要重视整体观察，而不要只顾局部而忽略整体情况。这是因为局部疾患的功能障碍常常引起身体其他部位的代偿性改变，如肩膀高低或一侧肌肉痉挛的患者，就应该首先观察其脊柱有无侧弯和骨盆有无倾斜，然后再观察局部疾病情况。

二、望诊的要求

（一）显露检查部位

望诊时必须充分显露所要检查的部位，以便观察清晰，掌握全面。需要注意的是，在显露患侧的同时，也要显露健侧，以做对比。临床上，往往由于医生未能坚持让患者脱去足够的衣服，显露出足够的观察范围以便于做恰当的检查，结果造成望诊错误。如检查脊柱，要从头至臀完全裸露；检查肩部，要脱去上衣等。

（二）采取适当体位

在望诊时需要采取适当的体位。如检查上肢时，取坐位，双手放于膝上；检查脊柱、骨盆时，取直立位；检查下肢时，除了观察步态需要行走外，可取平卧位。不当的体位会使望诊获得的资料不全或错误。

（三）保持良好光线环境

望诊时需要在良好的光线环境下，以便更清晰地观察皮肤色泽、脊柱形态及分泌物性质的真实改变。

三、望诊的内容

（一）望全身

1. 望形态

（1）形态类型　人的正常形态可分为：①无力型。这一类型的人身材瘦长，躯干及胸廓狭长，肋角小，属于虚弱形态。②超力型。这一类型的人身材矮胖，躯干短，胸廓宽阔，肋角大，属于强壮形态。③正力型。这一类型的人各部位结构匀称适中。不同形态与某些疾病的发生有一定的关系。如属无力型的人，易患脊柱侧弯症、圆背及第三腰椎横突症；属超力型的人，易患棘突肥大症、腰骶棘间韧带损伤及下腰段椎管狭窄症。

（2）异常形态特点　有些异常形态为某些疾病所特有。软骨发育不全，表现为躯干发育正常，而四肢明显短小；巨大发育，表现为体态高大而匀称，是由于在骨骺线闭合以前，脑垂体生长激素分泌过盛，激发骨骺生长过快所致；肢端肥大症，表现为身材高大，比例基本匀称，四肢稍过长，手足过大，面容特殊，这是由于在骨骺线已经闭合、长骨生长已经停止后，脑垂体生长激素分泌过多，影响骨膜内化骨所致；矮小症，身长

声与摩擦音时，医生一手放在关节上，另一手移动关节远端肢体，即有可能引出，如膝关节骨性关节炎可能出现关节摩擦音或摩擦感。膝关节半月板损伤患者做膝关节屈伸旋转活动时亦可发出关节弹响。此外，肌腱腱鞘病变也可以出现弹响声，如指屈肌腱腱鞘炎（俗称"弹响指"）做屈伸手指检查时多闻及肌腱发出来的弹响声。

（二）嗅气味

嗅气味是医生凭借其嗅觉来诊察患者的病体气味与病室气味。病体气味指患者身体散发出来的各种异常气味，包括口气、汗液、痰涕、呕吐物、二便、伤口脓液，以及女性的经、带、恶露等散发出来的异常气味。

第三节　问　诊

问诊是医生对患者或陪诊者进行有目的的询问以了解病情及其诊疗经过的一种诊察的方法。问诊在四诊中占有重要地位，明代张景岳以问诊为"诊病之要领，临证之首务"。

一、问诊的方法

（一）围绕主诉展开问诊

问诊时，应先问主诉，即患者就诊时最主要的病痛及其持续时间，并围绕主诉展开问诊，包括病痛所在部位、性质、程度及伴随症状等。还应结合中医《十问歌》展开问诊。

（二）按时间顺序展开问诊

按主诉病痛的时间顺序展开问诊，如询问发病时间、原因或诱因、发展过程、诊疗经过等，如此既有利于医生认识和了解疾病的发生和发展过程，又有利于患者对病情的诉说，保证患者思维的连续性。

（三）围绕诊断与鉴别诊断展开问诊

在整个问诊过程中，医生自始至终都要围绕着"诊断与鉴别诊断"这一环节来提问。通过询问到的主诉及其发展过程，医生脑子里要有一个初步诊断或可能疑似的几个疾病诊断，通过提问以弄清每一症状的特点及各症状之间的相互关系，为诊断与鉴别诊断做好铺垫，为进一步的查体、专科检查和开具辅助检查申请单做好准备。

（四）恰当使用一般性提问和具体性提问

问诊的方法可分为一般性提问和具体性提问（也称为特殊性提问）两大类。一般性提问就是常规的一般性问话，如"有哪里不舒服？""是怎么发病的？"等。具体性提问是指具有特殊针对性的提问，是对某些重要病史、症状的进一步了解和证实，如"你说你是在搬家时扭伤腰部后出现腰腿痛的，是弯腰搬东西扭伤的还是扛东西扭伤的？"即属此类。两种提问方法各有利弊。前者能充分发挥患者的主动性，保证患者思维的连续性，不足之处是得到的回答有时会偏离主题、漫无边际。而具体性提问恰好能够弥补一般性提问的不足，但又有可能造成其他临床症状的遗漏。临床中，常常是一般性提问与具体性提问交替进行。先将一般性提问作为问诊的开始，当出现患者诉说偏离主题或医生想进一步了解某些病史细节时，则插入具体性提问。

（五）必要时配合望诊、闻诊与触诊

四诊不是截然分开的，在问诊过程中，可以穿插配合望诊、闻诊与触诊。如在问诊时可以望诊患者的神色与形态，闻诊患者的体气与病室内的异常气味。有时患者陈述病史时还会将疼痛部位暴露给医生看，此时医生需望诊局部并给予能表达出关心的初步触诊如扪触、按压疼痛部位。四诊内容虽然各有侧重，检查顺序上有先有后，但有时不可过于拘泥。

二、问诊的要求

（一）环境安静适宜

问诊环境要安静适宜，如不要当着陌生人进行问诊，以避免各种干扰因素，这样患者就能无拘无束地陈述病情。如遇病重、意识不清者及小孩时则需询问其家属或陪诊者。

（二）态度和蔼友善

问诊时要用体贴、关心与友善的眼神注视并询问患者，但又要认真严肃，使患者既感到温暖亲切，又能感觉到医生对他的认真负责，患者因此才能如实主动地告知病情及诊疗经过。提问后，患者在陈述病史时，一定要认真倾听。问诊过程中，医生如通过问诊并凭借临床经验发现患者极有可能患的是某种疑难绝症，绝不可流露出惊讶、悲观的表情和语言，以免增加患者的思想负担而加重病情。

（三）语言通俗易懂

问诊的语言要通俗易懂，避免使用患者听不懂的医学术语。恰当地运用一些鼓励性语言，并且用点头、微笑等肢体语言表示理解与友善。在记录病史时要不时地与患者进行恰当的视线接触，不可只管埋头做记录。

（四）提问明确恰当

问诊要明确恰当，既不能有暗示的成分又不能模棱两可。问诊开始多采用开放式提问，如："你今天来看病，是哪里不舒服？"直接提问常常用于收集一些特定的细节，

如："你的腰痛是什么时候开始的？"有时为了获得更准确的病情资料，可以采取让患者用"是"或"不是"之类的选择性回答的直接选择提问方式，如"有扭过腰吗"或"头痛是刺痛还是空痛、隐隐作痛"等。但还是要尽量避免诱导性或暗示性提问，使患者因碍于面子或因为要附和医生而做出不切实际的回答，如"扎了几天针后腰痛好多了，对吗"及"腰痛在晚上就加重，对吧"等提问。危重患者的问诊要简明扼要，以抢救为先，待病性缓解后再详细询问。

（五）注意提问的目的性与系统性

提问要有目的性与系统性，注意条理性，避免不必要的重复提问。杂乱无章的跳跃式提问会让患者摸不着头脑，降低患者对医生的信心与期望。譬如，当患者说出一大堆的不舒服症状时，医生一定要及时追问导致就诊的患者最感不适的症状，以获得主诉资料，并围绕主诉展开问诊。但又不可过于局限于主症的问诊，以免遗漏病情资料。

三、问诊的内容

问诊内容包括一般情况、全身情况、现病史、既往史及其他情况等。

（一）一般情况

一般情况的问诊内容包括患者的姓名、性别、年龄、婚姻状况、职业、民族、籍贯、家庭住址、联系人及其联系方式等。一般情况的问诊很有必要，既有利于与患者及其家属取得联系，又可获得与疾病相关的有用资料，为疾病诊断提供相关依据。如年龄、性别、职业等不同，则有不同的多发病。

（二）全身情况

1. 问寒热 询问患者有无怕冷或发热的感觉。通过询问患者有无怕冷或发热情况，可以辨别病变的性质和阴阳盛衰变化。在运动系统疾病当中，损伤初期发热多为血瘀发热，中后期发热可能为邪毒感染或虚损发热；午后潮热有可能为骨关节结核；持续性发热有可能是恶性肿瘤晚期；高热抽搐则有可能为颅脑损伤引起。

2. 问汗 询问时，先询问患者有汗出否。如有汗，其汗出时间、多少、部位及其兼症如何。在运动系统疾病当中，严重损伤可出现四肢厥冷、汗出如油的险象；邪毒感染可出现大热大汗；自汗常见于损伤初期或手术后；盗汗常见于慢性骨关节疾病。

3. 问疼痛 应询问疼痛的部位、起始时间、性质、程度及喜恶等。疼痛性质及其临床意义常见情况有：胀痛，多为气滞作痛；刺痛，是瘀血致痛的特点；冷痛，为寒邪阻滞经络或阳气亏虚、脏腑经脉失于温煦所致；灼痛，多属热证；重痛，指疼痛兼有沉重感，多因湿邪困阻气机所致；酸痛，指疼痛兼有酸软感，多为肾虚骨髓失养或湿邪侵袭肌肉关节、气血运行不畅所致；绞痛，多因有形实邪如结石阻闭气机；空痛与隐痛，多为虚证；固定痛，多因瘀血为患。此外，还应该询问疼痛是否伴有麻木症状；是持续性还是间歇性；痛点是否固定，有无放射痛，如有放射，放射部位如何；疼痛在什么情况下加重，什么情况下减轻，服用止痛药能否减轻；体位和动作变化（如站立与平躺、负重、咳嗽、打喷嚏）对疼痛的影响情况；与气候变化的关系；劳累、休息及昼夜对疼痛程度的影响等。

4. 问饮食　主要是询问食欲与食量、口渴与饮水，以及口中气味等情况。关节肌肉病变病人食欲不振或食后饱胀，是胃纳呆滞的表现，多因伤后血瘀化热导致脾胃虚弱，或损伤后活动减少致使脾胃气机不畅所致。口干，但欲漱水不欲咽，兼面色黧黑或肌肤甲错者，为内有瘀血的表现。

5. 问二便　应该询问二便的性状、颜色、气味、时间、便量、排便次数、排便时的感觉及兼症等。伤后便秘或燥结，多为瘀血内结，亦因损伤后卧床腑气不通所致；大便溏薄多为伤后机体失调。对脊柱、骨盆及腰部与腹部损伤者尤其应该注意询问二便的次数、量与颜色。

6. 问睡眠　询问睡眠时间的长短、入睡的难易与程度、有无多梦等情况。睡眠异常主要有失眠与嗜睡。患者入睡后痛醒者，提示疼痛较甚。伤后久不能睡，甚至彻夜不寐，提示疼痛剧烈。昏睡不醒或醒后再度昏睡，不省人事，多为颅内损伤。

（三）现病史

1. 主诉　当发现患者描述的症状多，如全身酸痛不适、心慌胸闷等而无重点症状时，在排除器质性病变后应该考虑可能为精神因素引起。

2. 发病情况　包括发病的时间与缓急，发病的原因与诱因；最初的症状及其部位、性质，当时所做过的处理措施等。

3. 病变过程　一般按疾病发生的时间顺序进行询问，即某一阶段出现哪些症状，症状的性质与程度如何，病情有何变化规律，譬如在什么情况下加重、什么情况下减轻。

4. 诊治经过　询问患者曾去过哪家医院诊治，做过哪些检查，检查结果如何，医生给出的疾病诊断是什么，做过哪些治疗，服用过哪些药物，治疗效果及反应如何等疾病的诊治经过。

（四）既往史

既往史又称为过去史，指患者既往健康状况和曾经患过的主要疾病。患者平素健康状况对于分析与判断现发疾病的病情有重要参考价值。既往主要患病情况包括曾经患过何种疾病，是否有传染病史、外伤及手术史，是否有药物、食物过敏史及其他过敏情况。小儿尤其需要询问预防接种史、传染病及传染病接触史。尤其要注意询问与目前疾病相关的疾病史，如怀疑胸腰椎有结核转移时就要了解有无肺结核病史或家族成员中有无肺结核病史，先天性斜颈患儿必问有无难产及产伤史。

检查应注意这些因素的影响。背部运动受胸廓影响，稳定性增强，活动范围较小，而腰部运动范围较大。一般情况下，脊柱的活动范围将随着年龄的增长而逐渐减小，当然也可能受到其他因素的影响。检查时嘱患者取立正、下肢伸直立位，医生双手固定骨盆，防止其发生代偿运动。

（一）前屈

患者直立，全身肌肉放松，双膝伸直，向前做弯腰动作，正常时中指尖可达足背，腰椎呈弧形，一般可达90°（图2-19）。医生观察患者前屈是否受限，有无疼痛及发生疼痛时的角度，棘突是否有规律移动而形成的均匀弧形，有无骨盆的代偿性前倾，有无骶棘肌痉挛等。也可将双手伸直，测量中指到足趾的距离以判断前屈受限程度。前屈受限时，多见于脊柱结核、强直性脊柱炎、棘上韧带的劳损、腰椎间盘突出症等，参与此项运动的肌肉有腹直肌、腹内斜肌、腹外斜肌、髂腰肌等。

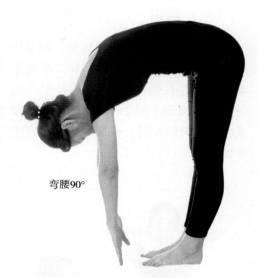

弯腰90°

图2-19　前屈

（二）后伸

患者站立姿势同前屈运动，双手抱于枕部，腰徐徐后伸，膝关节不可屈曲，医生伸手在后方保护，防止患者向后方仰倒。正常时可达30°（体操运动员、杂技人员等例外）（图2-20）。若腰椎椎间关节或腰骶关节有病变时，伸展运动过程中出现疼痛，活动范围减小。腰椎管狭窄症，后伸受限，局部疼痛及向患肢的放射痛加重。强直性脊柱炎患者多不能做脊柱的伸屈运动。脊柱后侧肌肉撕裂伤，屈曲时断端被分离，后伸时肌肉主动收缩，亦使断端分离，故脊柱屈伸运动都可引起局部疼痛。

对屈伸活动有较大限制者，为了解其限制究竟发生在哪些节段，可以在伸、屈位分别用手指触摸上下棘突之间的距离。如屈曲时距离增大，后伸时距离变小，说明这两节脊椎之间的屈伸活动是正常的；如屈伸时上下两节间的距离没有变化，则这两节脊椎间可能没有屈伸活动，或活动范围甚小。

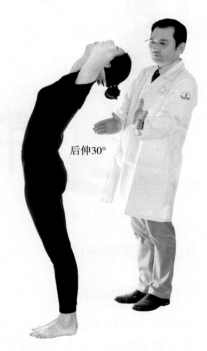

后伸30°

图2-20　后伸

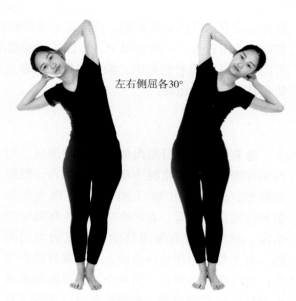

左右侧屈各30°

图 2-21　侧屈

（三）侧屈

患者站立姿势同前屈运动，双手抱于枕部，侧屈时伸直膝关节，足跟不动。正常左右侧弯各 30°，脊柱呈一均匀的侧弯弧形（图 2-21）。腰椎间关节或腰骶关节病变时，在侧屈运动中产生疼痛。

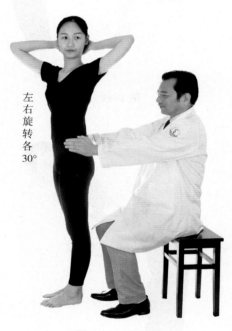

左右旋转各30°

图 2-22　旋转

（四）旋转

患者姿势同侧屈运动，医生固定其骨盆，以免下肢其他关节出现代偿作用造成假象。嘱患者分别向左右旋转，固定骨盆后脊柱左右旋转的幅度应依据旋转后两肩连线与骨盆横径所成角度计算，正常为 30°（图 2-22）。脊柱各种关节炎、腰肌扭伤等可致旋转运动明显受限，且有疼痛发生。

四、腰背部特殊检查

（一）直腿抬高试验

直腿抬高试验又称 Lasegue（拉赛格）征。患者仰卧位，两下肢伸直靠拢，医生一手握患者踝部，一手扶膝保持下肢伸直，逐渐抬高患者下肢，正常者可以抬高 70°～90° 而无任何不适感觉，若小于以上角度即感觉到该下肢有传导性疼痛或麻木者为阳性（图 2-23），多见于坐骨神经痛和腰椎间盘突出症患者。

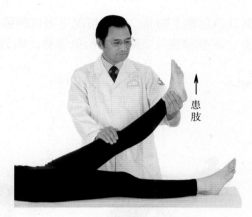

图 2-23　直腿抬高试验

（二）直腿抬高加强试验

直腿抬高加强试验又称 Bragard（布瑞加）附加试验。在直腿抬高的基础上，当直腿抬高至下肢出现放射性疼痛、麻木时，将下肢放低 5°～10°，使腿痛明显减轻或消失，此时，一手固定此下肢保持膝伸直，另一手握住足趾前半部并突然用力将足背伸 1 次，因坐骨神经突然受到牵拉而紧张，引起患肢后侧放射性的剧痛，即为直腿抬高加强试验阳性（图 2-24）。该试验可区别由于髂胫束、腘绳肌、膝部后侧关节囊紧张所造成的直腿抬高受限，因为此试验只加剧坐骨神经及小腿三头肌的紧张，对小腿以上的肌肉、筋膜无影响。

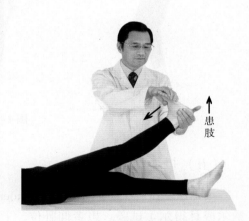

图 2-24　直腿抬高加强试验

（三）健肢抬高试验

健肢抬高试验又称 Fajerztain（法捷兹坦）试验，患者仰卧，直腿抬高健肢，如果患肢出现放射痛为阳性（图 2-25），提示腋下型椎间盘突出或大块椎间盘脱出。

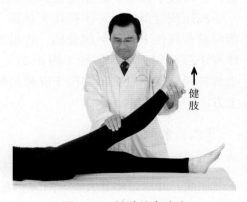

图 2-25　健肢抬高试验

（四）拾物试验

令小儿取站立位，嘱其拾起地上物品。正常情况下可以两膝微屈，弯腰拾物；若腰部有病变，可见腰部挺直、双髋和膝关节微屈的捡拾姿势，则为阳性（图 2-26）。常用于检查小儿腰部疾病。

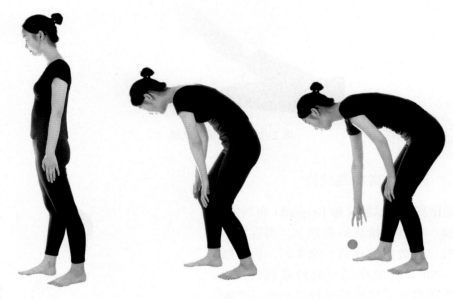

图 2-26　拾物试验

（五）扳颈压胸试验

扳颈压胸试验又称屈颈试验、Linder（林纳尔或林得尔）试验。患者仰卧位，下肢伸直，上肢放于体侧。医生立其床头侧方，用一手按压胸骨部，另一手托住头枕部，将颈部尽量前屈使下颏接触胸骨柄，若出现腰痛伴有下肢放射痛者为阳性（图 2-27），提示坐骨神经病变，且突出物位于脊神经根的外上方。

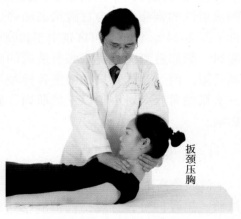

扳颈压胸

图 2-27　扳颈压胸试验

（六）髋膝屈曲试验

患者仰卧，双膝尽量屈曲。医生将其两下肢屈曲，并尽量将其大腿推向腹壁方向。此时如出现腰骶部疼痛，提示腰骶关节病变（图 2-28）。

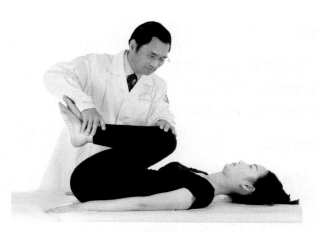

图 2-28　髋膝屈曲试验

（七）股神经牵拉试验

患者俯卧位，下肢伸直。医生一手按住臀部，一手托住小腿，上抬下肢使髋关节处于过伸位。如出现大腿前方疼痛为阳性（图 2-29），提示 L2、L3 或 L3、L4 神经根受压，多为腰椎间盘突出引起。

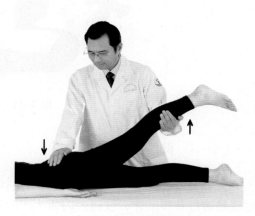

图 2-29　股神经牵拉试验

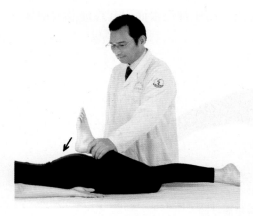

图 2-30　跟臀试验

（八）跟臀试验

跟臀试验又称 Ely 征。患者俯卧，医生握住其踝部屈曲膝关节，使足跟贴紧臀部，出现大腿前方疼痛，提示 L3、L4 或 L4、L5 神经根受压（图 2-30），多为椎间盘突出引起。

（九）背伸试验

患者站立位，令患者腰部尽量背伸，如有疼痛为阳性（图 2-31），说明患者腰肌、关节突关节、椎板、黄韧带、棘突、棘上或棘间韧带有病变，或有腰椎椎管狭窄症。

（十）仰卧抱膝试验

患者仰卧位，嘱其用双手抱住两膝部，使髋膝关节尽力屈曲，将膝部接近腹壁，若骶髂关节部出现疼痛不适者，即为仰卧抱膝试验阳性（图 2-32）。

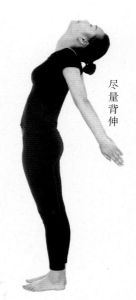

尽量背伸

图 2-31　背伸试验

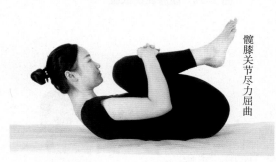

髋膝关节尽力屈曲

图 2-32　仰卧抱膝试验

（十一）仰卧挺腹试验

本试验分为 4 个步骤依次进行，一旦出现阳性就不必再进行下一步试验。本试验的原理是通过各步动作，使腹腔内压力不断增加，下腔静脉回流受阻而返回至脊柱静脉系统，促成椎管内压力进一步增加，引起原已受压的神经根产生疼痛、麻木。同时，这种挺腹姿势也有可能使椎间盘组织进一步向后突出，挤压神经根而引起疼痛及放射痛。

仰卧挺腹试验具体操作如下（图 2-33）：

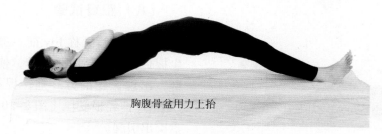

胸腹骨盆用力上抬

图 2-33　仰卧挺腹试验

1.患者仰卧位，两手置于体侧，以枕部及两足跟为着力点，将胸腹及骨盆用力向上抬起，使腰背、臀部离开床面的一种方法，称为挺腹试验。如可感到腰痛及患侧下肢放射痛，即为阳性，可提示腰部脊神经根受压。如不能引出疼痛，无明显阳性体征，则应进行第二步试验。

2.患者可在保持上述体位的同时，深吸气用力鼓气，并保持30秒，至面色潮红、患肢有放射痛麻者即为阳性，此试验亦称挺腹闭气试验或挺腹闭气征。

3.在挺腹姿势下用力咳嗽数次，出现患肢放射疼痛者为阳性。此试验亦称挺腹咳嗽试验或挺腹咳嗽征。

4.在患者挺腹时，医生以双手压迫其颈静脉或腹部，此时若出现患肢疼痛，亦是阳性体征。此试验亦称挺腹颈静脉压迫试验（此步慎用于高血压病患者及老年人）。

（十二）腰部斜扳试验

患者侧卧位，卧侧下肢伸直，另一侧下肢屈曲。医生立其前方，一手放于其肩前部向后推，另手放于其髂嵴后方向前推，两手协同用力，使腰部尽量扭转，若产生疼痛，即为腰部扭转试验阳性（图2-34）。同样方法检查腰部另一侧。疼痛位于脊柱旁者为腰部肌肉、筋膜损伤，疼痛位于脊柱者多为后关节病损，疼痛位于骶骨背面者，提示该侧骶髂关节病变。

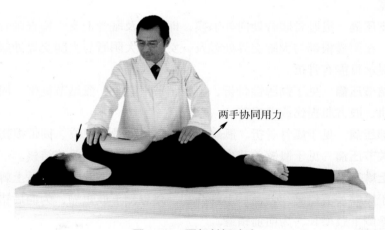

两手协同用力

图 2-34　腰部斜扳试验

第四节　骨盆部检查

一、骨盆部望诊

骨盆是将躯干重力均衡地传至下肢的重要部位，骨盆的平衡是整个人体姿势的基础。骨盆部望诊时，应暴露骨性和肌性标志。主要观察髂后上棘、髂后下棘、髂嵴、躯体角、臀纹、臀沟等标志。望诊时应首先注意骨盆是否平衡，有无前倾、后倾或左右倾斜等。从后面观察，注意两髂后上棘是否在同一高度，如果向上移位或向后突出，则多是骶髂关节错位。错位时，两侧骨性和肌性标志失去对称性，成为诊断骶髂关节错位和分型的主要体征。

骨盆本身疾病见于骶髂关节和耻骨联合同时向上脱位，髂骨体及耻骨同时骨折、向上移位等。骨盆外病因见于继发性脊柱侧弯、髋关节疼痛、臀肌麻痹、内收肌痉挛、关节强直、双下肢不等长等。

二、骨盆部触诊

根据患者症状，针对性地进行触诊。检查时患者取仰卧位，将骨盆摆正，两侧髂前上棘在同一水平线上。触摸骨盆有无压痛，依次按压髂嵴、髂前上棘、髂前下棘、耻骨联合、耻骨支、坐骨支、坐骨结节、骶尾部、骶髂关节、髂后下棘等。

1. 髂嵴缘压痛　该处为腹外斜肌、腹内斜肌、腹横肌、腰方肌、背阔肌、臀筋膜等软组织附着处。软组织无菌性炎症病变时，局部压痛明显。

2. 髂前上棘压痛　见于阔筋膜张肌、缝匠肌损伤或劳损，撕脱性骨折等。

3. 髂前下棘压痛　见于股直肌损伤、撕脱性骨折等。

4. 耻骨联合压痛　见于耻骨联合分离、耻骨联合软骨炎。耻骨联合分离时，还可触及其间隙增宽。

5. 耻骨支压痛　沿耻骨联合处向外触摸，即可触及耻骨上支。检查耻骨下支，男性须提起阴囊，在阴囊根部与大腿交界处触及，女性在大阴唇与大腿交界处触及，如某处出现疼痛，提示可能有骨折。

6. 坐骨结节压痛　见于撕脱性骨折，坐骨结节滑囊炎，骶结节韧带、股二头肌、半腱肌、半膜肌、股方肌损伤或劳损等。

7. 骶尾部压痛　见于骶骨骨折、骶尾部挫伤、尾骨骨折脱位、韧带损伤或劳损等。

8. 骶髂关节压痛　见于骶髂关节炎、骶髂关节错缝、骶髂关节结核。

9. 髂后上棘压痛　见于臀大肌、臀中肌损伤或劳损等。此外，髂后上棘可触及凹陷或隆起，见于骶髂关节错缝。若髂后上棘凸起，伴患侧下肢短缩，为向后错缝；髂后上棘凹陷，伴患侧下肢增长，为向前错缝。

此外，骶髂关节炎性病变时，腹股沟处可有明显的压痛。如有肿块，除局部急性淋巴结炎性肿大外，应想到髂窝脓肿的可能。消瘦患者有时可在腹部清楚地触及骶骨体前部的肿块，易与腹部肿块相混淆，有疑似病变时，可用手加压于该肿块，行侧位 X 线摄片检查。

三、骨盆部功能检查

骨盆环是一个完整体，除骶髂关节可做轻微的上、下、前、后滑动，以及在前、后滑动的同时伴有旋转运动外，基本不能单独活动，只能通过运动骨盆周围的关节，间接

第三章　四肢部检查 ▷▷▷

第一节　上肢部

一、肩部检查

肩关节由肱骨、肩胛骨、锁骨及其周围韧带、关节囊和肌肉群相互连接而成。各种肩部急慢性损伤，以及肩部感受风、寒、湿等外邪，均可引起肩关节处的疼痛及功能障碍。肩部疼痛较为多见，尤其是中老年患者多见，但肩痛疾患不能以肩周炎这样一个笼统的名词代替。临床上有些内脏疾病，可以通过神经反射表现为肩周体表某些区域疼痛。因此检查肩部时应先排除引起肩部临床症状的其他疾病，如颈椎病时可伴有肩部疼痛，心脏疾病时可引起左肩部疼痛，肝胆疾病可引起右肩部疼痛等。

检查时，患者取坐位，双手平放于膝上，医生坐于其对面，患者应脱去上衣，充分暴露上半身，两侧对比。

（一）肩部望诊

肩部肌肉较厚，检查时应从前面、后面、侧面进行观察。

1. 肌肉萎缩　两肩肌肉是否对称，是否在同一水平上。观察三角肌、胸大肌、斜方肌、背阔肌等是否萎缩，肌肉萎缩是肩部疾患最常见的体征之一，一般多见于疾病的后期。若有神经损伤时，可出现神经性肌萎缩，而失去运动机能。由于肩部骨折的长期固定，可发生废用性肌萎缩，还可见于由于肩周炎、肿瘤、结核时肩关节活动受限而致的肌肉萎缩。

2. 肿胀　肿胀轻微者，注意观察锁骨下窝、肩关节前后方，在肩部外伤、腱袖损伤及肩部骨折，尤其是肱骨外科颈骨折时，都可见局部肿胀。在肩部恶性肿瘤时，除疼痛外，还可出现进行性肿胀。锁骨骨折时，锁骨上窝消失，变得饱满，肿胀位于肩前部。肩锁关节脱位时，可见肩上部肿胀。急性化脓性关节炎时，可见局部红肿、皮肤灼热，伴有明显压痛。

3. 畸形　常见畸形有如下几种情形。

（1）垂肩　患侧肩部下垂，两肩不对称，多见于锁骨骨折、肩关节脱位、肱骨外科颈骨折等。属于一种保护性体位，以缓解肌肉牵拉性疼痛。

（2）耸肩　肩胛骨高位，两侧肩关节高低不平，颈短、肩耸。见于先天性畸形。

（3）**方肩**　正常肩关节的弧形轮廓消失，肩峰异常突起，见于三角肌萎缩或肩关节脱位及腋神经麻痹等。

（4）**平肩**　斜方肌瘫痪后，肩胛下角向后突起，当上肢伸向前方时，肩胛骨突出更明显，形成翼状。也可见于进行性肌萎缩患者。

（二）肩部触诊

首先要了解肩部的正常解剖结构、活动幅度及其骨性标志，触诊时，用拇指仔细地按压检查。

1. 肩部压痛点检查　肱二头肌长头肌腱炎，压痛在肩关节的前下方，相当于肱骨结节间沟的部位，并可触到肌腱的增粗。肱二头肌短头肌腱炎时，在喙突处压痛。冈上肌腱炎、冈上肌腱断裂时，可在肱骨大结节处压痛明显。肩峰下滑囊炎时，在肩峰下方稍内侧压痛。三角肌下滑囊炎时，其压痛部位广泛，以三角肌区为主。老年人常见的肩周炎在肱骨结节间沟、喙突、冈上窝均可触及压痛点。在上胸椎的棘突与肩胛骨内缘之间，有时可发现比较顽固的压痛点，大多是肋神经后支的浅支在穿出肌膜的小孔处受压迫或刺激引起。肩部受寒，斜方肌上部的边缘常有压痛。

2. 肩三角关系检查　肩峰、喙突、肱骨大结节三点相连形成的三角形，称为肩三角。触摸两侧的肩三角，若有三角形的位置关系发生改变，提示可能有肩峰骨折、肱骨大结节撕脱骨折或肩关节脱位存在。

3. 其他　注意局部皮肤温度。能否触及骨断端、异常活动及骨擦音，触摸关节窝是否空虚，可否触及变性的肌腱，有无肿块、结节等。

（三）肩部功能检查

肩关节是人体活动性最大的关节，正常肩部的运动包括外展、内收、内旋、前屈、后伸、上举等。肩关节的活动主要是指肩肱关节的活动（占肩部活动的2/3），不包括肩胛胸壁间的活动，故在检查肩关节活动时，应一手固定肩胛骨，另一手持前臂，屈肘90°，前臂中立位做各方向活动。

肩关节中立位，是上臂自然下垂，靠紧胸壁，屈肘90°，前臂伸向前方，拇指朝上。

1. 前屈　正常可达90°，参与此运动的肌肉有胸大肌、喙肱肌、肱二头肌、三角肌的前部。

2. 后伸　正常可达45°，参与此运动的肌肉有背阔肌、大圆肌、三角肌后部、肱三头肌。

3. 外展　正常可达90°，参与此运动的肌肉有三角肌、冈上肌。

4. 内收　正常可达45°，或患者用手能触摸到对侧耳郭，且该侧肘部能接近中线为正常，参与此运动的肌肉有胸大肌、大圆肌、背阔肌等。

5. 内旋　内外旋时嘱患者将上臂贴近身体侧面，做前臂内收动作，即是使肱骨内旋。正常时可达80°，或病人将前臂置于背部能摸到对侧肩胛骨下角为正常，参与此运动的肌肉有大圆肌、胸大肌、肩胛下肌、三角肌。

6. 外旋 做前臂外展动作，正常时达30°，或患侧手触到枕部及对侧耳郭为正常。参与此运动的肌肉有小圆肌、冈下肌、三角肌。

7. 上举 是外展和前屈的最后结果，超过90°时称上举运动，正常可达180°，参与此运动的肌肉有冈上肌、三角肌、斜方肌、前锯肌。

8. 提肩 医生双手置于患者的肩上，然后令其耸肩，参与此运动的肌肉有斜方肌、肩胛提肌等。

9. 缩肩 医生站立于患者的对面，双手置于患者双肩的前外侧，然后令其双肩后伸，医生可给予适当阻力，参与此运动的肌肉为大圆肌、小圆肌与菱形肌等。

如果患者不能做主动运动或主动运动受限，应做被动运动检查，在临床上运动受限的方向及程度具有一定意义，往往为疾病的诊断提供方向。

（四）肩部特殊检查

1. 肩肱节律异常 肩袖破裂较大的患者不能外展上臂，而是以耸肩来代替。因为此时肩袖失去了稳定肱骨头的作用，当三角肌收缩令肩外展时，牵扯肱骨沿垂直轴向上（图3-1）。

2. 搭肩试验（Dugas 征） 患者屈曲患侧肘关节，将患肢的手搭在对侧的肩部，正常人肘关节能贴近胸壁（图3-2），若手搭在对侧肩部，而肘关节不能贴近胸壁，或肘关节贴近胸壁而手不能搭在对侧肩部，或二者均不能完成即为阳性，提示肩关节脱位。

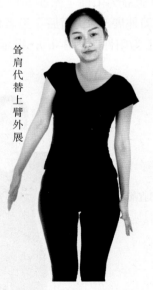

耸肩代替上臂外展

图3-1 肩肱节律异常

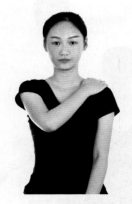

图3-2 搭肩试验

3. 直尺试验（Hamiltan 征） 医生用一直尺置于患肩肩峰与肱骨外上髁之间，直尺两端不能同时碰到正常人的肩峰与外上髁，若能同时接触到则为阳性（图3-3），提示肩关节脱位或肩胛骨颈部骨折。

4. 疼痛弧试验 用于检查冈上肌腱炎，当肩关节主动或被动外展时，在 60°～120° 范围内由于冈上肌腱在肩峰下摩擦，而产生疼痛为阳性（图 3-4），这个外展疼痛区称疼痛弧。

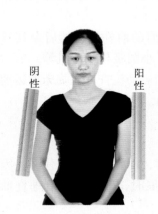

图 3-3 直尺试验

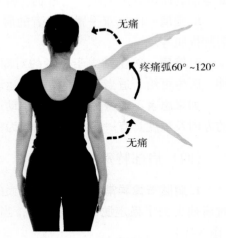

图 3-4 疼痛弧试验

5. 冈上肌腱断裂试验 用于检查冈上肌腱断裂或撕裂。检查时患者外展患侧上肢，当外展到 30°～60°时，虽然三角肌用力收缩，但仍不能继续外展及上举，越用力越耸肩，当被动外展患肢超过 60°后，又可主动外展上举患肢为阳性（图 3-5）。

6. 落臂试验 检查时嘱患者站立位，将患肢被动外展 90°，而后令患者将患肢缓慢放下，若出现患肢突然直落于体侧，而不能缓慢放下为阳性（图 3-6），提示肩袖破裂。

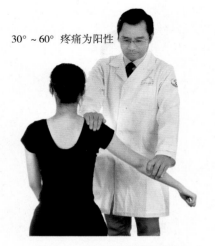

图 3-5 冈上肌腱断裂试验

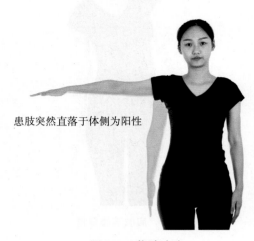

图 3-6 落臂试验

7. 梳头试验 检查时嘱患者做梳头动作，若有疼痛，活动受限，或不能做此动作，

屈肌、掌长肌等。

（3）尺偏（内收运动） 30°~40°，参与此运动的肌肉有尺侧屈腕肌、尺侧伸腕肌。

（4）桡偏（外展运动） 15°~20°，参与此运动的肌肉有桡侧伸腕肌、桡侧屈腕肌。

2. 第二至五指掌指关节和指间关节活动范围 手指完全伸直为中立位。

（1）掌指关节活动范围

屈曲：约90°，参与的肌肉有蚓状肌、骨间肌。

过伸：可达30°，参与的肌肉有指总伸肌、食指固有伸肌、小指固有伸肌。

外展：手指伸直与手掌成180°，以中指为中线，手指向两侧分开为外展，参与此运动的肌肉有骨间背侧肌、小指外展肌。

内收：手指从外展向中指靠拢为内收，参与此运动的肌肉为骨间掌侧肌。

（2）指间关节活动范围

近端指间关节：屈曲约120°，伸直为中立位，参与肌肉为指浅屈肌。

远端指间关节：屈曲约60°，伸直为中立位，参与肌肉为指深屈肌。

3. 拇指关节活动范围 拇指伸直并于第二指为中立位。

（1）拇指外展运动 包括桡侧外展和掌侧外展。前者检查时嘱患者将掌心朝上，然后手沿掌平面向外平行运动拇指，正常时达50°。后者检查时，嘱患者将手伸直，然后手沿与掌平面垂直方向，向前运动拇指，正常时达70°。参与此运动的肌肉有拇长展肌、拇短展肌。

（2）拇指内收运动 拇指由外展位回到中立位，或由中立位沿掌面向内侧运动，正常时可达手掌尺侧缘，约45°。参与肌肉主要为拇收肌。

（3）拇指背伸运动 拇指于外展位进行背伸运动，参与的肌肉有拇短伸肌、拇长伸肌。

（4）拇指屈曲运动 掌心朝上，医生固定第一掌骨，然后令其屈曲拇指，正常时拇指掌指关节屈曲20°~50°，指间关节屈曲90°。参与此运动的肌肉有拇长屈肌、拇短屈肌。

（5）拇指对掌运动 患者向掌侧外展拇指，而后做对掌活动，正常人可与其余四指指尖相触，对掌运动实际是外展、旋前及内收三种运动联合的结果。参与此运动的肌肉有拇对掌肌、拇短展肌等。

（四）腕部特殊检查

1. 压脉带试验 应用血压表，气囊充气至收缩压与舒张压之间，使得患手充血，1分钟后患手症状加剧，即为阳性（图3-18），多提示腕管综合征。

2. 出汗试验 以患手各指同压于茚三酮试纸上，可发现正中神经分布的手指出汗减少（汗液遇茚三酮呈紫蓝色，出汗多，色泽较深）（图3-19），多提示自主神经功能障碍。

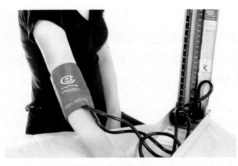

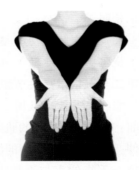

图 3-18　压脉带试验　　　　　　　　　图 3-19　出汗试验

3. 腕三角软骨挤压试验　患者屈肘 90°，前臂旋前，掌心朝下，医生一手握住前臂下端，另一手握住患侧手部，然后使腕关节尺偏，做作屈伸运动，如果尺侧腕关节处出现明显疼痛或疼痛加重为阳性（图 3-20），多提示腕三角软骨损伤。

4. 屈腕试验　将患者腕关节极度掌曲，1~2 分钟后，如患手桡侧三个半指麻木疼痛加重为阳性（图 3-21），见于腕管综合征。

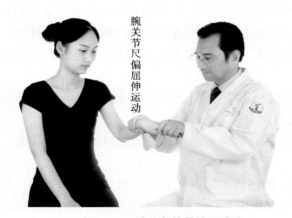

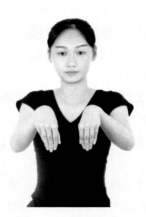

图 3-20　腕三角软骨挤压试验　　　　　图 3-21　屈腕试验

5. 腕部叩诊试验　医生轻叩腕管正中处，掌长肌和桡侧腕屈肌之间，如出现正中神经分布的手指过电样窜痛，或原有麻木疼痛加重，为阳性（图 3-22），提示腕管综合征。

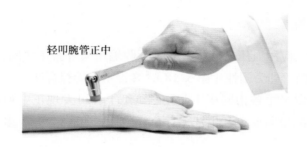

图 3-22　叩诊试验

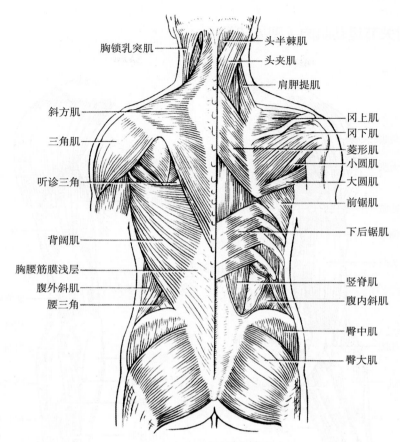

图 4-4 肩关节运动肌肉

屈：三角肌前部肌束、胸大肌、喙肱肌和肱二头肌长头。

伸：三角肌后部肌束、背阔肌。

外展：三角肌和冈上肌。

内收：胸大肌、背阔肌、大圆肌和肱三头肌长头、肩胛下肌。

旋内：肩胛下肌、大圆肌、胸大肌和背阔肌、三角肌前部肌束。

旋外：冈下肌、小圆肌和三角肌后部肌束。

三、肩胛部运动肌肉

上提：斜方肌上部肌束、菱形肌、肩胛提肌等。

下降：斜方肌下部肌束、胸小肌。

前伸：前锯肌、胸小肌。

向中线靠拢：斜方肌和菱形肌。

上回旋：斜方肌上、下部肌纤维和前锯肌下部肌纤维。

下回旋：菱形肌、胸小肌和肩胛提肌

四、肘关节运动肌肉（图 4-5）

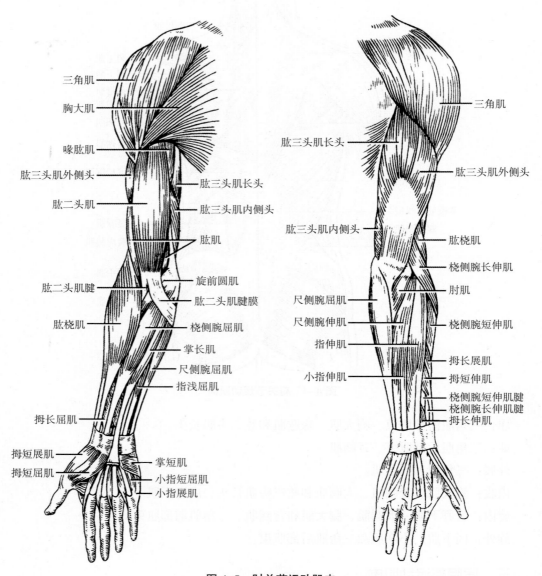

三角肌
胸大肌
喙肱肌
肱三头肌外侧头
肱二头肌
肱二头肌腱
肱桡肌
拇长屈肌
拇短展肌
拇短屈肌

肱三头肌长头
肱三头肌内侧头
肱肌
旋前圆肌
肱二头肌腱膜
桡侧腕屈肌
掌长肌
尺侧腕屈肌
指浅屈肌
掌短肌
小指短屈肌
小指展肌

肱三头肌长头
肱三头肌内侧头
尺侧腕屈肌
尺侧腕伸肌
指伸肌
小指伸肌

三角肌
肱三头肌外侧头
肱桡肌
桡侧腕长伸肌
肘肌
桡侧腕短伸肌
拇长展肌
拇短伸肌
桡侧腕短伸肌腱
桡侧腕长伸肌腱
拇长伸肌

图 4-5　肘关节运动肌肉

屈：肱二头肌、肱肌、肱桡肌和旋前圆肌、桡侧腕屈肌、指浅屈肌。

伸：肱三头肌、肘肌、指伸肌、旋后肌。

旋前：旋前圆肌和旋前方肌。

旋后：旋后肌和肱二头肌。

五、腕关节运动肌肉

屈：桡侧腕屈肌、尺侧腕屈肌、掌长肌、指浅屈肌、指深屈肌和拇长屈肌。

伸：桡侧腕长伸肌、桡侧腕短伸肌、尺侧腕伸肌和所有伸指肌。

内收：尺侧腕屈肌和尺侧腕伸肌同时收缩。

外展：桡侧腕屈肌和桡侧腕长、短肌同时收缩。

六、指关节运动肌肉（图4-6）

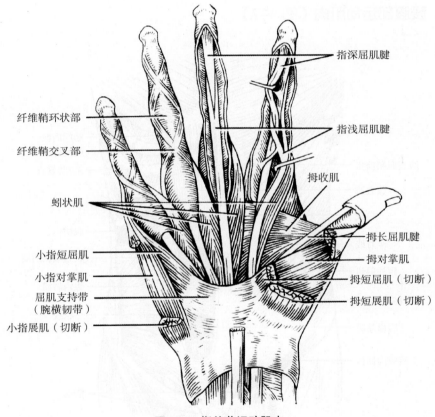

指深屈肌腱

纤维鞘环状部

纤维鞘交叉部

指浅屈肌腱

拇收肌

蚓状肌

小指短屈肌

小指对掌肌

拇长屈肌腱

拇对掌肌

屈肌支持带
（腕横韧带）

拇短屈肌（切断）

拇短展肌（切断）

小指展肌（切断）

图4-6 指关节运动肌肉

（一）拇指关节

屈：拇长屈肌、拇短屈肌。

伸：拇长伸肌、拇短伸肌。

内收：拇收肌。

外展：拇长展肌、拇短展肌。

对掌：拇对掌肌。

（二）第 2～5 指关节

屈：指浅屈肌、指深屈肌、骨间掌侧肌、骨间背侧肌（屈掌指关节）、蚓状肌和小指短屈肌。

伸：指伸肌、骨间掌侧肌、骨间背侧肌（伸指骨间关节）、蚓状肌、示指伸肌和小指伸肌。

内收：骨间掌侧肌。

外展：骨间背侧肌和小指展肌。

七、腰腹部运动肌肉（图 4-7）

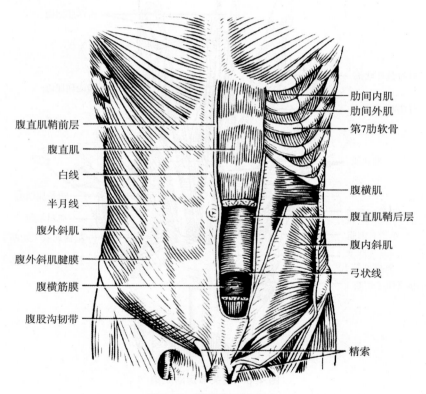

图 4-7　腰腹部运动肌肉

屈：腹直肌、腹外斜肌、腹内斜肌、腹横肌和髂腰肌。

伸：骶棘肌（竖脊肌）。

侧屈：腰方肌、腹外斜肌、腹内斜肌和腹横肌。

旋转：腹外斜肌、腹内斜肌和腹横肌。

八、髋关节运动肌肉（图4-8，图4-9）

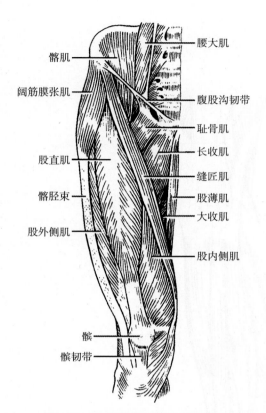

图4-8　髋关节运动肌肉（浅层）

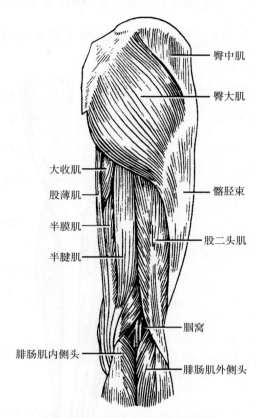

图4-9　髋关节运动肌肉（深层）

屈：髂腰肌、股直肌、缝匠肌和阔筋膜张肌。

伸：臀大肌、股二头肌、半腱肌和半膜肌。

外展：臀中肌和臀小肌、梨状肌。

内收：长收肌、短收肌、大收肌、耻骨肌和股薄肌。

旋内：臀中肌和臀小肌前部肌束。

旋外：髂腰肌、臀大肌、臀中肌和臀小肌的后部肌束和梨状肌、闭孔内肌、闭孔外肌、股方肌。

九、骨盆部运动肌肉

前倾：髂腰肌、缝匠肌、股直肌、耻骨肌、股薄肌、长收肌、短收肌、臀中肌和臀小肌的前部。

后倾：臀大肌、股二头肌、半腱肌、半膜肌、大收肌、梨状肌、臀中肌和臀小肌的后部。

向同侧倾：臀中肌、臀小肌。

向对侧旋转：臀大肌、梨状肌。

向同侧旋转：臀中肌前部、臀小肌前部。

十、膝关节运动肌肉（图 4-10）

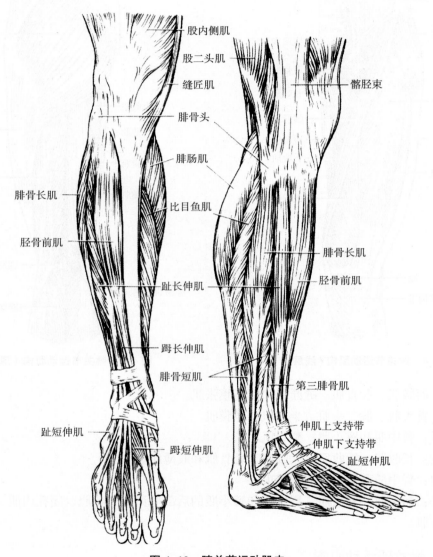

图 4-10　膝关节运动肌肉

屈：半腱肌、半膜肌、股二头肌、缝匠肌和腓肠肌。

伸：股四头肌。

旋内：半腱肌、半膜肌、缝匠肌。

旋外：股二头肌。

十一、踝关节运动肌肉

足跖屈（屈）：小腿三头肌、趾长屈肌、胫骨后肌、蹬长屈肌和腓骨长短肌。
足背伸（伸）：胫骨前肌、蹬长伸肌和趾长伸肌。
足内翻：胫骨前肌、胫骨后肌。
足外翻：腓骨长短肌。

十二、趾关节运动肌肉

（一）趾关节

屈：长屈肌、短屈肌和收肌。
伸：长伸肌和短伸肌。

（二）第 2～5 趾关节

屈：趾长屈肌、趾短屈肌、小趾短屈肌和足底方肌。
伸：趾长伸肌和趾短伸肌、蚓状肌。

第二节　常用测量标志

一、身体标志线

（一）头部标志线（图 4-11）

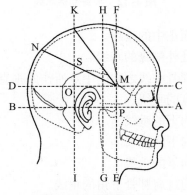

图 4-11　头部标志线

下水平线：通过眶下缘与外耳门上缘的水平线（AB 线所示）。
上水平线：通过眶上缘与下水平线平行的线（CD 线所示）。

前垂直线：通过颧弓中点的垂线（EF 线所示）。

中垂直线：通过下颌骨髁突中点的垂线（GH 线所示）。

下垂直线：通过乳突根部后缘的垂线（IK 线所示）。

（二）胸背部标志线（图 4-12）

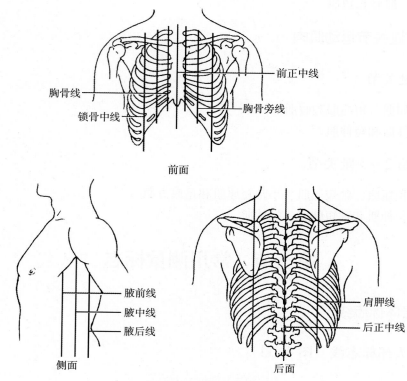

图 4-12 胸背部标志线

前正中线：通过人体前面正中的垂线。

胸骨线：通过胸骨最宽处外侧缘的垂线。

胸骨旁线：经胸骨线和锁骨中线之间的中点所作的垂直线。

锁骨中线：通过锁骨中点的垂线。

腋前线：通过腋窝前缘向下的垂线。

腋中线：通过腋窝中点向下的垂线。

腋后线：通过腋窝后缘向下的垂线。

肩胛线：上肢下垂时，通过肩胛骨下角的垂线。

后正中线：通过人体后正中的垂线。

脊柱旁线：通过脊椎两侧横突外侧端的连线。

两侧肩胛冈内侧端连线：平第 3 胸椎棘突。

两侧肩胛下角连线：平第 7 胸椎棘突。

（三）腹部标志线（图 4-13）

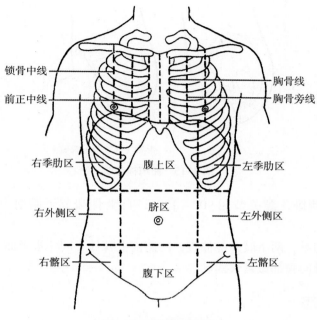

锁骨中线　　　　胸骨线
前正中线　　　　胸骨旁线
右季肋区　　腹上区　　左季肋区
右外侧区　　脐区　　左外侧区
右髂区　　腹下区　　左髂区

图 4-13　腹部标志线

上水平线：通过两侧肋弓下缘的连线。
下水平线：通过两侧髂结节的连线。
左右垂直线：通过左、右腹股沟韧带中点的垂直线。

（四）髂部标志线（图 4-14）

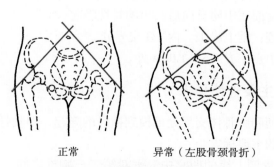

正常　　　异常（左股骨颈骨折）

图 4-14　髂部标志线（截图）

两侧髂嵴最高点连线：平第 4 腰椎棘突。
两侧髂后上棘连线：平第 2 骶椎棘突。

（五）髂嵴标志线（图 4-15）

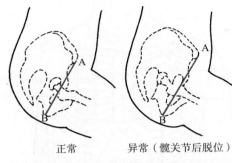

正常　　　　　异常（髋关节后脱位）

图 4-15　髂嵴标志线

奈拿通线：侧卧，髋关节屈 90°～120°，自坐骨结节至髂前上棘的连线称奈拿通线。

休美克线：仰卧，两下肢并拢伸直，两髂前上棘处于同一水平面时，由两侧大转子尖过同侧髂前上棘向腹部做延长线。

二、骨性标志

（一）颅骨的主要骨性标志

乳突：在耳廓后方可摸到较硬的隆起的乳突。

颧弓：在颜面的两侧、由颞骨的颧突和颧骨颞突共同组成，全长均可触及。

下颌头：颧弓的后下方为颞下颌关节，张口时出现一凹窝并可触及下颌头向前移动。

下颌角：沿下颌骨下缘向后方可摸到下颌角。

枕骨隆凸：枕骨后面正中明显向后凸出的骨性隆起。

眶上孔或眶上切迹：眶上缘中、内 1/3 交界处。

眶下孔：眶下缘中点下方 0.5～1.0cm 处。

（二）躯干骨的主要骨性标志

胸骨角：在胸骨柄和胸骨体交界处可摸到横行的隆起，即胸骨角。其两侧平对第二肋软骨，是计数肋骨的主要标志。

颈静脉切迹：胸骨柄上缘的凹窝中，平对第二三胸椎之间，其两侧恰为锁骨的胸骨端。

剑突：胸骨体下部的突起，在两侧肋弓的夹角内。

肋弓：可分为左右肋弓，位于剑突两侧，触诊肝脾的标志。

（三）上肢骨的主要骨性标志

肩胛冈和肩峰：肩胛骨的背面可摸到横行的肩胛冈，其外侧即为肩峰，是肩部最高点。

肩胛骨下角：平对第 7 肋骨或肋间隙，常作为背部记数肋骨的标志。

锁骨：横于颈根部两侧，全长均可摸到。

肱骨内、外上髁：肘关节向内、向外两侧突出的骨性隆起。

尺骨鹰嘴：肘关节后方明显的突出。

肘后三角：当肘关节呈 90°时，鹰嘴和肱骨内外上髁连成一个等腰三角形。当肘关节脱位或骨折时，三者关系将会发生变化。

桡骨茎突：桡腕关节外侧稍后方桡骨上的突起。

尺骨头和尺骨茎突：自尺骨鹰嘴向下可摸到尺骨全长，其末端为尺骨头和尺骨茎突。

（四）下肢骨的主要标志

髂嵴：腰部下方可摸到的横行隆起，即为髂嵴。两侧髂嵴最高点的连线平对第 4 腰椎棘突，为临床上腰椎穿刺的定位标志。

髂前上棘：髂嵴前端，体表可明显看到此标志。

坐骨结节：髋关节屈曲时，臀下部内侧骨性最低点。

大转子：大腿外上方向外的突起坐骨结节与髂前上棘连线恰好通过大转子尖端。当股骨颈骨折或髋关节脱位时，大转子可向上移位越过此线。

髌骨：膝部正前方皮下可扪及并可观察到隆起的髌骨。

胫骨粗隆：胫骨上端的前面，髌韧带的下方，明显突出。

内踝：踝关节内侧的突起。

外踝：踝关节外侧的突起。

跟骨结节：跟骨后下方的膨大处。

三、皮肤皱纹标志

人中：在上唇外面中线上有一纵行浅沟，称为人中。

鼻唇沟：为上唇肌和颧骨的上颌突构成，其位置在鼻翼两侧至嘴角两侧。

胸骨上窝：位于胸骨颈静脉触迹上方的凹陷处，在此处可以触及气管颈段。

锁骨上小窝：锁骨头与锁骨上缘之间为锁骨上小窝。

锁骨上大窝：位于锁骨中 1/3 上方，在窝底可触及锁骨下动脉的搏动、臂丛和第 1 肋。

背纵沟：在背部正中纵行的浅沟，在沟底可触及各椎骨的棘突。

腹股沟：在腹下部，为腹部与股前部分界沟。

肘横纹：在前臂区中间，当屈肘时在肘窝部有一横行的标志线。

腕横纹：屈腕时，在腕掌侧出现 2～3 条横行的皮肤皱纹，分为近侧横纹、中间横纹、远侧横纹。

臀股沟：为一横行的沟，界于臀部与大腿后面之间。

腘横纹：在腘窝，呈横行的皱纹。

四、肌腱标志

胸锁乳突肌腱：位于胸锁关节的上部，是胸锁乳突肌的起点，内侧为胸骨上窝。

白线：位于腹前正中线的深面，由腹壁扁肌的腱膜在此与对侧互相交织愈合而成。

肱二头肌腱：位于肘窝中心，内侧有肱动脉及两条伴行肱静脉，内侧为正中神经，外侧有前臂外侧皮神经穿出，是肘前区的重要肌性标志。

桡侧腕屈肌腱：在前臂前区，是位于腕横纹上部三条肌腱中桡侧的长肌腱。

尺侧腕屈肌腱：在前臂前区，是位于腕横纹上部三条肌腱中尺侧的长肌腱。

掌长肌腱：在前臂前区，是位于腕横纹上部三条肌腱的中间长肌腱。

拇长展肌腱：位于手背外侧部，鼻烟窝桡侧，尺侧为拇短伸肌腱。

拇短伸肌腱：位于手背外侧部，鼻烟窝桡侧，桡侧为拇长展肌腱。

拇长伸肌腱：位于手背外侧部，鼻烟窝尺侧，拇指翘起时明显。

指伸肌腱：位于手背中部，当四指背伸时明显突起。

半腱肌：在膝后区，位于腘窝的内侧，半膜肌的表面。

半膜肌：在膝后区，位于腘窝的内侧，半腱肌的深面。

股二头肌腱：在膝后区，位于腘窝的外侧。

五、体表分区

头部分区：额顶枕区，颞区，面区。

颈部分区：固有颈部（颈前区、胸锁乳突肌区、颈外侧区），项部。

胸部分区：胸前区，胸外侧区，胸背区。

腹部分区：右季肋区，左季肋区，腹上区，左外侧区，右外侧区，脐区，左髂区，右髂区，下腹区。

脊柱区：项区，胸背区，腰区，骶尾区。

会阴分区：尿生殖区，肛区。

上肢分区：腋区，三角肌，肩胛区，臂前区，臂后区，肘前区，肘后区，前臂前区，前臂后区，手掌，手背，手指。

下肢分区：腹股沟区，臀部，股前内侧区，股后区，膝前区，膝后区，小腿后区，小腿前外侧区，踝前区，踝后区，足背，足底。

第三节　四肢及其关节活动范围的测量

四肢及关节活动范围的健、患侧对比测量，在针灸推拿科的临床诊断、治疗过程中具有非常重要的指导意义，为此，我们需要掌握常用的测量方法及关节活动范围的正常值。

关节活动范围是指关节活动时可达到的运动最大弧度（角度），亦称关节活动度。关节活动有主动和被动之分，关节活动度也随之分为主动活动和被动活动范围。前者是指作用于关节的随意肌收缩使关节运动时所通过的运动弧；后者指由外力使关节运动时所通过的运动弧。

一、影响关节活动范围的因素

（一）关节因素

构成关节的两关节面面积大小的差别，差别愈大，活动范围愈大。关节囊的厚薄、松紧度及韧带的多少、强弱等都是影响关节活动范围的因素。关节囊薄而松弛，韧带少而弱，关节活动范围就大；反之，则关节活动范围小。关节周围肌肉的伸展性和弹性好，则关节活动范围大；反之，则活动范围小。关节周围的骨突起小，关节活动范围大；反之，则妨碍关节的活动范围。

（二）年龄因素

儿童、少年的关节囊、韧带和肌肉中的水分较多，伸展性较好，关节面软骨较厚，弹性也好；骨质中有机物较多，可塑性较大，有利于关节活动范围的增大。

（三）性别因素

关节活动范围与身体柔软素质有着密切关系，女性关节囊、韧带、肌肉中的水分和脂肪较多，伸展性较好，椎间盘较厚，因此女性的关节活动范围通常比男性大。

二、常用测量方法

（一）中立位 0° 法

每个关节从中立位到关节活动所达到的最大角度，与健侧对比，并记录患侧关节的活动范围。如膝关节伸直为 0°，如过伸 5° 记 +5°，屈曲为 120°。若关节强直在屈曲 30°，则伸直为 −30°，屈曲为 30°。如前臂旋转的中立位为肘屈曲 90°，拇指向上定为 0°，如最大旋前 80°，最大旋后 30°，其旋转活动幅度为 110°。若强直在旋前 30°，则记录旋前 30°，旋后 −30°，活动范围等于两个度数相加之和。

（二）邻肢成角法

以两个相邻肢段互相移近时形成的角度计算。如膝关节伸直时为 180°，屈曲为 120°，活动范围为 60°。如髋关节伸直为 170°，屈曲为 60°，则活动范围为 110°。

（三）长度测量法

不易精确测量角度的部位，关节功能可用长度测量以记录各骨的相对移动范围。如颈前屈可测下颌与胸骨柄的距离，侧屈时测耳垂与肩峰的距离。

颈椎屈伸时颈椎与胸椎棘突间距可增减 4 ~ 6cm。腰椎前屈时测量下垂的中指尖与地面的距离。腰椎正常前屈时，颈椎到骶椎的棘突间距可增加 15cm。测量指尖距掌面远侧横纹的距离，可确定手指的屈伸范围。

第四节　常见部位功能检查

一、头颈部功能检查

（一）头颈部活动度

颈椎中立位是面向前，双目平视。颈部活动度为：前屈 35° ~ 45°，后伸 35° ~ 45°，左右侧屈各 45°，左右旋转各 60° ~ 80°（图 4-16）。

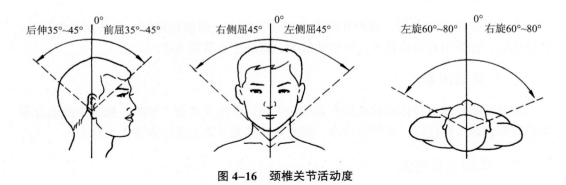

图 4-16　颈椎关节活动度

（二）头颈部距离

前发际到后发际为 12 寸；前额两发角之间为 9 寸；耳后两完骨之间为 9 寸；天突至歧骨为 9 寸。

二、肩部功能检查

（一）测量

1. 关节活动度　中立位为上臂下垂，前臂指向前方。其活动度为：前屈 70° ~ 90°，前屈上举 150° ~ 170°，后伸 45°；外展 80° ~ 90°，内收 40° ~ 45°；外展上举 180°；内旋 45° ~ 70°，外旋 45° ~ 60°；水平位前屈 135°，水平位后伸 45° ~ 50°（图 4-17）。

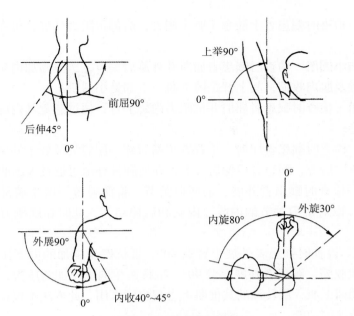

图4-17　肩关节活动度

2. 上肢长度

（1）上肢总长度　上肢总长度是指自肩峰至同侧中指指尖间的长度。

（2）臂长　臂长是指自肩峰至同侧肱骨外上髁间的长度；前臂长是指肱骨外上髁至桡骨茎突间的长度。

（3）手的长度　手的长度是指测量自腕横纹的中点至中指指尖间的直线距离。

3. 上臂及肩关节周径

（1）上臂周径　握拳，用力屈肘，使肱二头肌做最大收缩时，用卷尺测量肱二头肌最膨隆部的围长，即为上臂最大周径；用卷尺测量上臂最细处的水平围长，即为上臂最小周径。

（2）肩关节周径　肩关节周径为自肩峰绕至腋窝的围长，使皮尺紧贴皮肤，测量后与健侧对比。

（二）肌力检查

1. 斜方肌　检查时嘱患者做抗阻力耸肩活动时，可触及上部纤维的收缩；嘱患者做抗阻力向后并拢肩胛骨的动作，可触及中部纤维收缩；嘱患者做抗阻力外展、后伸上臂，可触及下部纤维收缩。

2. 肩胛提肌　检查时嘱患者头向一侧屈曲，并将面部向同侧旋转，同时抬肩，医生双手在头及肩部施加压力，在胸锁乳突肌和斜方肌之间可看到肩胛提肌收缩。

3. 菱形肌　检查时嘱患者双手叉腰，做肩胛骨向后合拢动作，检查时将手指伸入肩胛骨脊柱缘下，可触及菱形肌收缩。

4. 前锯肌　检查时嘱患者双手用力推墙，如前锯肌麻痹可出现翼状肩。

5. 冈上肌 检查时嘱患者上肢垂于躯干侧方，肩部抗阻力外展，可在肩胛冈上触及冈上肌收缩。

6. 冈下肌和小圆肌 检查时嘱患者屈肘并外旋肩关节，医生施加内旋力，在肩胛骨外侧缘附近可触及肌肉收缩，其上部是冈下肌，下部是小圆肌。

7. 肩胛下肌 检查时嘱患者屈肘并抗阻力内旋上臂，通过感觉其内旋的肌力可了解肩胛下肌的功能。

8. 大圆肌 检查时嘱患者屈肘，手背置于髋后部，使肩关节处于外展、内旋、后伸位，医生以手压肘后方，嘱患者后伸肩关节，在肩胛骨外缘可触及大圆肌收缩。

9. 背阔肌 检查时嘱患者外展、前屈肩关节，将两臂置于医生肩部，医生用手握住患者肘关节，以对抗肩关节的内收、内旋和后伸动作，此时在胸侧方可触及背阔肌收缩。

10. 三角肌 检查时嘱患者外展上臂约 60°，抵抗医生施加的向下压力，这时可看到和触及三角肌收缩。嘱患者外展上臂 90°，抵抗医生向下施加的压力，这时起主要作用的是三角肌和冈上肌，旋转袖的其他肌肉也起协同作用。此方法不仅检查三角肌的功能，也检查旋转袖的功能。

11. 胸大肌 检查时嘱患者双手掌心相对握于胸前，相互用力按压，可见双侧胸大肌收缩。

三、肘部功能检查

（一）测量

1. 关节活动度 肘关节中立位为前臂伸直，掌心向前，其活动度为：屈曲 135°～150°，超伸 10°，旋前 80°～90°，旋后 80°～90°（图 4-18）。

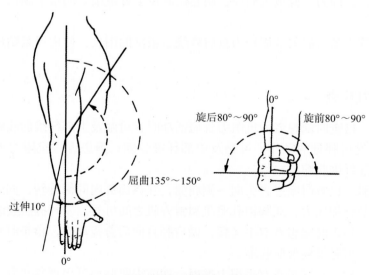

图 4-18 肘关节活动度

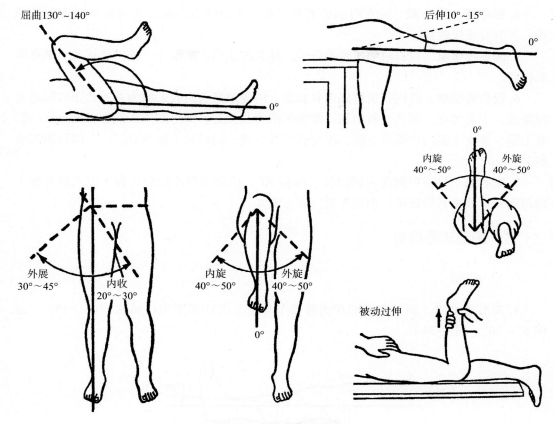

图 4-23　髋关节活动度

4.大粗隆的位置测量

（1）奈拿通线　奈拿通线检查是将坐骨结节显露最突出点与髂前上棘划一条线，此线通过大转子顶点，即内拉通线。常用于诊断关节后脱位或股骨颈骨折。

（2）布瑞安三角　布瑞安三角检查是从其髂前上棘向下做一垂直线，再将其髂前上棘和大转子顶点连成一直线，最后从大转子顶点画一水平线垂直于第一条线，即构成一个三角形。用于诊断髋关节脱位。

（3）休美克线　自两侧大粗隆顶端与髂前上棘之间各做一连线，即舍马克线，正常时两线延长相交于脐或脐上中线。用于诊断股骨颈骨折、髋关节脱位、髋内翻等。

（二）肌力检查

1.髂腰肌　检查时嘱患者坐位或仰卧位，先屈曲膝关节，再做抗阻力屈髋动作，即可测得髂腰肌肌力。

2.缝匠肌　检查时嘱患者坐位，膝关节半屈曲位，嘱其外旋大腿，医生对此动作给予阻力，并触摸该肌肉的收缩。

3.臀大肌　检查时嘱患者俯卧位，小腿屈曲，大腿后伸，医生给予阻力，即可测知。

4. 臀中肌、臀小肌　检查时嘱患者侧卧位，下肢伸直内旋，大腿做抗阻力外展动作，并触摸肌肉收缩。

5. 阔筋膜张肌　检查时嘱患者俯卧位，膝关节屈曲，抗阻力小腿向外移动，则有该肌作用。

6. 股内收肌群　股内收肌群以内收长肌、内收短肌和内收大肌为主。检查时嘱患者仰卧位，下肢伸直，嘱其夹紧两腿，医生试图将其分开，即可测知。或患者侧卧位，抬起上腿，并使下腿内收靠近上腿，医生扶持其上腿，同时给下腿加以阻力，即可测知该肌群。

7. 梨状肌　检查时嘱患者俯卧位，屈膝 90°，抗阻力将小腿向内移（即大腿外旋），即可测知。或患者仰卧位，两足外旋，亦可测知。

七、膝部功能检查

（一）测量

1. 关节活动度　膝关节中立位为膝关节伸直。其活动度为：屈曲 120°～150°，过伸 5°～10°（图 4–24）。

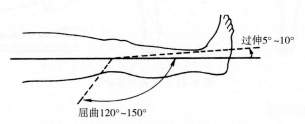

过伸5°～10°

屈曲120°～150°

图 4–24　膝关节活动度

2. 小腿及膝关节周径

（1）小腿周径　用卷尺测量小腿腓肠肌最膨隆部位的水平围长，即为小腿最大周径；在胫骨内踝上方，用卷尺测量小腿最细处的水平围长，即为小腿最小周径。与对侧比较。

（2）膝关节周径　可在髌骨上缘、中间、下缘测其周径，并与对侧相应平面的周径比较。

（二）肌力检查

1. 股四头肌　检查时嘱患者仰卧位，先稍屈膝，抗阻力伸直膝关节，即可测知肌力。

2. 股二头肌　检查时嘱患者俯卧位，抗阻力的屈膝，并稍外旋小腿即可测知。

3. 半腱肌、半膜肌　检查时嘱患者俯卧位，抗阻力屈膝关节，并内旋小腿，在腘窝内侧可看到和触及半腱肌腱，其深部可触及半膜肌腱。

八、踝与足部功能检查

（一）测量

关节活动度　踝关节中立位为足与小腿间呈 90°，而无足内翻或外翻。足之中立位不易确定。其活动度为：踝关节背屈 20°～30°，踝关节跖屈 40°～50°；中跗关节内翻 30°，外翻 30°～35°；跖趾关节背伸 45°，跖屈 30°～40°（图 4-25）。此外，踝关节肿胀时测其周径，扁平足时测量其脚印。

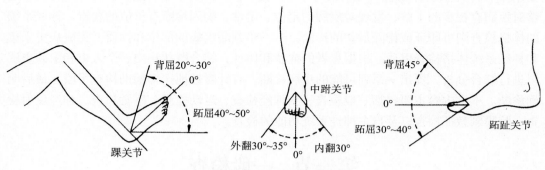

图 4-25　踝关节活动度

（二）肌力检查

1. 腓肠肌、比目鱼肌　检查时嘱患者仰卧位，下肢伸直，抗阻力跖屈踝关节，可测得肌力。

2. 胫前肌　检查时嘱患者仰卧或坐位，抗阻力背伸踝关节，并使足内翻，即可测得。

3. 胫后肌　检查时嘱患者仰卧位，足稍跖屈，抗阻力足内翻，即可在内踝后上方测得。

4. 腓骨长、短肌　足抗阻力外翻，可在外踝后上方触及紧张的肌腱。若背屈踝，外翻足，则可检查第 3 腓骨肌。

第五章　神经系统常用检查 ▷▷▷▷

神经系统的临床检查包括病史采集、神经系统体格检查以及各种辅助检查，其中病史采集和神经系统体格检查是神经系统疾病正确诊断的关键。通过详细询问病史，能够对疾病有初步的了解，发现对疾病的定位、定性、病因诊断有价值的线索。神经系统的体格检查则可印证或排除最初的诊断，进一步判断疾病的部位和性质。完成病史采集和神经系统体格检查以后，根据患者的症状和体征，结合既往病史、个人史和家族史资料进行综合分析，提出一系列可能的疾病诊断，有针对性地选择辅助检查手段，最后明确诊断。本章内容主要包括一般检查、脑神经检查、运动检查、感觉检查、神经反射检查、脑膜刺激征检查以及自主神经系统功能的检查。

第一节　一般检查

一般检查是对患者全身健康状况的概括性检查，是体格检查过程中的第一步。一般检查包括意识状态、体位、步态、皮肤黏膜、头面部、胸腹部和脊柱四肢等检查；同时也要注意患者的服饰仪容、个人卫生、呼吸及身体气味、精神状态、对周围环境中人和物的反应和全身状况等。

一般检查以视诊为主，当视诊不能满意地达到检查目的时，应配合使用触诊和听诊。医生第一次接触患者时就开始了一般检查，在交谈及全身体检过程中完成这一检查。此外，还要检查患者头颅有无大小及形状的异常；面容有无异常，有无皮脂腺瘤，有无面偏侧萎缩，有无角膜 K-F 环等；头位有无异常，如强迫头位；颈动脉搏动是否对称，有无血管杂音；躯干和四肢有无畸形等。

一、意识状态检查

即患者神志是否清醒，包括以下几种不同层次的意识障碍。

（一）嗜睡

嗜睡为最轻的意识障碍，患者能被唤醒，能配合简单的查体及回答问题，但停止刺激后又入睡。

（二）昏睡

昏睡是指患者经较重的刺激后才能被唤醒，对提问只能含糊而简单地回答，不能配合查体，停止刺激后则很快入睡。

（三）昏迷

昏迷是指患者已不能被唤醒，分为浅昏迷和深昏迷两种不同程度。

1. 浅昏迷　患者尚可保留部分对外界刺激的反应，如压眶等强烈疼痛刺激时可有躲避或表情反应，生理及病理反射可存在。

2. 深昏迷　患者对各种刺激的反应消失，各种反射亦消失。

国际上常用 Glasgow 昏迷评定量表评价意识障碍的程度，最高 15 分（无昏迷），最低 3 分，分数越低则昏迷程度越深。通常 8 分以上昏迷的恢复机会较大，7 分以下预后不良，3～5 分者有潜在死亡危险。但此量表有一定局限性，如对眼肌麻痹、眼睑肿胀者不能评价其睁眼反应，对气管插管或切开者不能评价其语言活动，四肢瘫痪患者不能评价其运动反应。1978 年，此量表被修订为 Glasgow–Pittsburg 量表，增加了瞳孔光反应、脑干反射、抽搐、自发性呼吸四大类检查，总分 35 分。

二、精神状态和高级皮质功能检查

（一）定向力

定向力是检查患者对时间、地点、人物的定向是否准确。

（二）记忆力

远期记忆力：患者能否记忆其生日、结婚日，以及初次工作的时间等；近期记忆力：让患者叙述目前的病情、住院过程、近两天情况，或读一句简单句子让患者复述。

（三）计算力

计算力可通过让患者正向或反向数数、数硬币、找零钱来进行检查。检查计算能力更常用的方法是从 100 中连续减 7（如果不能准确计算，则让患者从 100 连续减 3）。此时，还需注意力的参与协助。

（四）情感

观察患者有无欣快、淡漠、焦虑、忧郁、幻觉以及妄想等表现及感情反应的能力。

（五）失语

失语是由于脑损害引起的语言能力丧失或受损。患者无听觉、视觉，或口咽部运动的损害，仅是对语言的表达和理解能力受损或丧失。失语的检查一般有以下几方面：自发语言、复述、口语理解、命名、阅读、书写等。

进行失语检查时，要求患者意识清楚，定向力和判断力无障碍，以免影响结果。对于构音、视力、听力、肢体活动等方面的障碍，也应加以注意。

1. 自发语言　让患者对病史进行陈述，注意语量的多少，是否流利，语调和发音是否正确，语法结构、短语的运用是否正确，有无错语，有无找词困难，能否正确表达意思等。

2. 复述　医生说一些数字、词，以及句子，令患者复述，检查是否能准确、完整表述。

3. 口语理解　医生发出一些指令，要求患者完成。要注意患者有无失用，或肢体瘫痪而不能完成指令。

4. 命名　检查患者对看见、听见，或摸到的物品以及身体部位等的命名能力，或经提示后的命名能力。如不能说出名称，可让其讲出用途。

5. 阅读　应包括朗读和对文字的理解。令患者读出写好的字、词、句子或短文，讲出大意或按指令执行动作。

6. 书写　包括书写自己的姓名、地址、抄写、听写，或写病情经过等，检查有无错字、漏字，或自造字等。检查时，要结合患者的文化水平和病前的书写水平综合判断。

（六）失认

失认是指感觉通路正常而患者不能经由某种感觉辨别熟识的物体，此种障碍并非由于感觉、言语、智能和意识障碍引起，主要包括视觉失认、听觉失认、触觉失认、体象失认等。

1. 视觉失认　给患者看一些常用物品、照片、风景画和其他实物，令其辨认并用语言或书写进行表达。

2. 听觉失认　辨认熟悉的声音，如铃声、闹钟、敲击茶杯和乐曲声等。

3. 触觉失认　是指在患者触觉、本体感觉和温度觉等均正常的情况下，不能单纯通过用手触摸来认识手中所感觉到的原来熟悉的物体。

4. 体象失认　属于自身认识缺陷，多不作为常规体检。

第二节　脑神经检查

脑神经检查对颅脑损害的定位诊断极有意义。脑神经共有 12 对，检查脑神经应按先后顺序进行，以免重复和遗漏。

一、嗅神经检查

嗅觉的灵敏度可通过问诊了解。

（一）检查方法

嘱患者闭目，并用手指压住一侧鼻孔，然后用醋、酒、茶叶、牙膏等带有气味的物品分别放于其鼻孔前，让患者说出所嗅到的气味。同法检查对侧。嗅觉正常时，可明确分辨出所测试物品的气味。

（二）临床意义

如一侧嗅觉减退或丧失，则为同侧的嗅球、嗅束、嗅丝的损害。见于创伤、前颅凹占位病变、颅底脑膜结核等。鼻黏膜炎症或萎缩，亦可出现嗅觉障碍。

二、视神经检查

包括视力、视野和眼底检查。

（一）视力检查

用视力表检查，每眼单独测试。如视力下降以至看不见视力表上最大的符号时，可测眼前可见指数、指动或光感的距离。

（二）视野检查

视野是指患者正视前方，眼球不动时所能看到的范围。

1. 检查方法 一般可先用手试法，分别检查两侧视野。嘱患者背光与医师面对而坐，相距 60～100cm，各自用手遮住相对眼睛（患者遮左眼，医生遮右眼），对视片刻，保持眼球不动，医师用手指分别自上、下、左、右由周边向中央慢慢移动，注意手指位置应在医生与患者之间，如患者视野正常，应与医生同时看到手指；如患者视野变小或异常时，应进一步做专科检查。

2. 临床意义 视野的异常改变，提示视神经通路的损害，对定位诊断有重要意义。

（三）眼底检查

用眼底镜检查。正常眼底：视乳头呈淡红色，圆形或卵圆形，边界清楚，中央为色较浅淡的生理凹陷，动静脉走行自然，管径比例为 2∶3。

三、动眼神经检查

动眼神经支配提睑肌、上直肌、下直肌、内直肌及下斜肌的运动。检查时，如发现上眼睑下垂，眼球向内、上、下方向活动受限，均提示有动眼神经麻痹。

四、滑车神经检查

滑车神经支配眼球的上斜肌，如眼球向下及外展运动减弱，提示滑车神经有损害。

五、三叉神经检查

三叉神经具有运动与感觉两种功能。检查内容包括面部感觉检查、运动功能检查、角膜反射检查及下颌反射检查。面部感觉检查时，医生用针、棉签及盛有冷、热水的试管分别检查面部三叉神经分布区域（前额、鼻部两侧及下颌）内皮肤的痛觉、触觉及温度觉，两侧对比。观察有无减退、消失或过敏。

六、展神经检查

展神经支配眼球的外直肌。检查时，将目标物分别向左右两侧移动，观察眼球向外转动的情况。展神经受损时，眼球外展障碍。

七、面神经检查

面神经检查包括运动和味觉检查两部分。首先观察患者在安静、说话和做表情动作时有无双侧面肌的不对称，例如睑裂、鼻唇沟及口角两侧是否对称。其次可嘱患者做皱眉、闭眼、露齿、鼓腮或吹口哨等动作，观察左右两侧的差异。受损时，患侧动作有障碍，常见于面神经麻痹及脑血管病变。准备不同的试液（如糖水、盐水、醋酸溶液等），嘱患者伸舌，医生以棉签分别依次蘸取上述试液，轻涂于患者舌面上，让其辨味。每试一侧后即需漱口，两侧分别试之。面神经损害时，舌前 2/3 味觉丧失。

八、位听神经检查

（一）听力检查

粗略的检查可用耳语、表音或音叉，准确的检查需借助电测听计。

（二）前庭功能检查

询问患者有否眩晕，夜行困难；观察患者有无眼球震颤等。若有以上症状时，需考虑耳蜗及前庭神经病变。

九、舌咽神经检查

检查时嘱患者张口，先观察腭垂是否居中，两侧软腭高度是否一致，然后嘱患者发"ā"音，观察两侧软腭上抬是否有力、腭垂是否偏斜等，若患者有吞咽困难、饮水呛咳等，见于 Guillain–Barre 综合征、脑干病变或鼻咽癌脑转移等。

十、迷走神经检查

迷走神经有许多功能与舌咽神经紧密结合，检查时嘱患者张口发"ā"音，若一侧软腭不能随之上抬及腭垂偏向健侧，则为迷走神经麻痹的表现。

十一、副神经检查

副神经主要支配胸锁乳突肌和斜方肌，前者主要作用是向对侧转颈，后者作用为耸肩。检查时，需注意观察相应肌肉有无萎缩、有无斜颈及垂肩等。检测肌力的方法：医生将一手置于患者腮部，嘱患者向该侧转头以测试胸锁乳突肌的收缩力，然后将两手放在患者双肩上下压，嘱患者做对抗性抬肩动作。若力量减弱，见于副神经损伤、肌萎缩、脊髓侧索硬化、后颅凹肿瘤等。

十二、舌下神经检查

舌下神经检查支配同侧舌肌，其作用是伸舌向前，并推向对侧。检查时嘱患者伸舌，观察有无舌偏斜、舌缘两侧厚薄不等及颤动等现象。若有以上异常，提示舌下神经核病变。

第三节　运动功能检查

运动功能大体可分随意运动和不随意运动两种。随意运动由锥体束司理，不随意运动由锥体外系和小脑系司理。本部分检查包括肌力、肌张力、不随意运动、共济失调等。

一、肌力

肌力指肢体做某种主动运动时肌肉最大的收缩力，除肌肉的收缩力量外，还可以用动作的幅度与速度衡量。

（一）肌力分级

肌力分六级。

0级：肌肉完全麻痹，通过观察及触诊，肌肉完全无收缩力。

Ⅰ级：患者主动收缩肌肉时，虽然有收缩，但不能带动关节水平活动。

Ⅱ级：肌肉活动可以带动水平方向的关节活动，但不能对抗地心引力。

Ⅲ级：对抗地心引力时，关节仍能主动活动，但不能对抗阻力。

Ⅳ级：能对抗较大的阻力，但比正常者为弱。

Ⅴ级：正常肌力。

（二）肌力测定方法

肌力测定方法是嘱患者依次做上下肢各关节屈伸运动，同时医生给予适当阻力，以发现肌力是否正常、减退或瘫痪。下面列举脊髓各节段支配的主要肌肉肌力测定方法。

1. 颈丛神经支配的主要肌肉肌力检查

（1）**菱形肌**　患者两手叉腰，使肘关节向后用力，肩胛内收，医生给予阻抗并沿脊柱缘触摸肌肉。

（2）**冈上肌**　患者肩外展15°时，医生给予阻抗，并在冈上窝处触摸收缩的肌肉。

（3）**冈下肌**　患者肘关节屈曲后再使前臂外旋，并在冈下窝处触摸此肌。

（4）胸大肌　患者上臂在平举状态下强力内收，医生给予阻抗。

（5）背阔肌　患者使上举之臂放至水平位，医生给予阻抗，或使臂下垂向后伸并给予阻抗，触摸在肩胛下角处收缩的肌肉。

（6）三角肌　患者抬臂至水平位（由 15°～90°），医生给予阻抗。

（7）肱二头肌　患者屈前臂并使之外旋，医生给予阻抗。

（8）肱三头肌　患者屈前臂后再伸直，医生给予阻抗。

（9）拇长伸肌　患者拇指末节伸直，医生给予阻抗。

（10）拇长展肌　患者拇指外展并稍伸直，医生从第 1 掌骨外侧给予阻抗。

（11）拇长屈肌　患者拇指末节屈曲，医生给予阻抗。

（12）指浅屈肌　患者屈曲第 2～5 指的中节，医生给予阻抗。

（13）桡侧腕屈肌　患者屈腕及外展，医生给予阻抗并于桡腕关节处触摸紧张的肌腱。

（14）尺侧腕屈肌　患者屈曲并内收腕部，医生给予阻抗并触摸收缩的肌肉及肌腱。

（15）小指展肌　患者小指外展，医生给予阻抗。

2. 腰丛神经支配的主要肌肉肌力检查

（1）髂腰肌　患者仰卧位，使髋关节屈曲，医生给予阻抗。

（2）股四头肌　患者仰卧位，膝关节与髋关节屈曲，然后伸直小腿。

3. 骶丛神经支配的主要肌肉肌力检查

（1）臀大肌　患者俯卧，小腿屈曲后抬大腿使膝关节离开床面，医生给予阻抗。

（2）股二头肌　患者仰卧，先将膝关节与髋关节屈曲抬起，然后再强力屈膝，医生给予阻抗。

（3）胫骨前肌　患者足伸直，内收并提举足内缘，医生给予阻抗并触摸收缩的肌肉。

（4）拇长伸肌　患者拇指伸直，医生给予阻抗并触摸紧张的肌腱。

（5）趾长伸肌　患者伸直第 2～5 趾的近端趾节，医生给予阻抗并触摸紧张的肌腱。

（6）腓肠肌　患者仰卧位，使足跖屈，医生给予阻抗。

（三）肌力测定的临床意义

通过检查肢体肌力，可以估计神经系统或肌肉损害的程度、范围及其分布情况。神经系统疾患（如大脑半球、脊髓或周围神经损害）常见到某个肌肉或肌群出现不同程度的肌力减弱或瘫痪。外科病中如骨折或其他骨关节病，可引起相应肌肉群的废用性萎缩；各种肌病如重症肌无力、进行性肌营养不良症等，可出现肌力改变。此外，肌无力或瘫痪，亦可见于低钾血症。

二、肌张力

（一）检查方法

在患者肌肉松弛时，医生的双手握住患者肢体，用不同的速度和幅度，反复做被动的伸屈和旋转运动，感到的轻度阻力就是这一肢体有关肌肉的张力。以同样方法进行各个肢体及关节的被动运动，并做两侧比较。其次用手触摸肌肉的硬度，亦可测知其肌张力。

（二）肌张力改变及其临床意义

1. 肌张力增高 肌肉坚硬，被动运动阻力增大，关节运动范围缩小。可表现为痉挛性或强直性。

（1）痉挛性肌张力增高 在被动运动开始时阻力较大，终末时突感减弱，称为折刀现象，见于锥体束损害。

（2）强直性肌张力增高 指一组拮抗肌群的张力均增加。在做被动运动时，伸肌与屈肌的肌张力同等增强，如同弯曲铅管，故称铅管样强直，见于锥体外系损害。如在强直性肌张力增强的基础上又伴有震颤，当做被动运动时可出现齿轮顿挫样感觉，称齿轮强直。

2. 肌张力减弱 肌肉弛缓松软，被动运动时阻力减退或消失，关节运动范围扩大，有时呈过度屈伸现象。见于周围神经、脊髓前角灰质及小脑病变等。

三、不随意运动

不随意运动亦称不自主运动，指患者不能随意控制的无目的的异常动作。

（一）检查方法及内容

不自主运动的检查主要依靠视诊。应着重注意其部位、时间、幅度及节律、运动形式是否均匀一致、变化多端等。直接观察或询问随意运动、情绪紧张、姿势、睡眠、转移注意力、安静休息、疲劳等对不自主运动的影响，进而确定其不自主运动的类型。

（二）常见类型

不自主运动的表现类型有肌束颤动、震颤、手足搐搦、手足徐动、舞蹈样运动、摸空症、扭转痉挛、肌阵挛等。

1. 肌束颤动 指患者身体某处肌肉出现细小快速或蠕动样的颤动，可用叩诊锤轻度叩打肌肉诱发。它是下运动神经元损害的重要体征，常作为神经原性肌萎缩与肌原性肌萎缩的鉴别依据。可见于下运动神经元变性所致的继发肌萎缩，如肌萎缩性侧束硬化症、进行性脊肌萎缩症、进行性延髓麻痹等。亦可见于其他各种下运动神经元疾患，如脊髓空洞症、脊髓灰质炎、髓内或髓外肿瘤。

2. 震颤 指一种不自主而有节律、交替的细小抖动。根据震颤与随意运动的关系分为以下几种类型。

（1）静止性震颤 指患者在清醒安静状态下，身体某部分有一系列不随意的较有规律的抖动，睡眠时震颤消失。静止性震颤时，手可呈搓丸样震颤动作，此种震颤可与其他类型的震颤合并出现。典型的静止性震颤见于帕金森病、肝豆状核变性、特发性震颤等。

（2）动作性震颤 可为姿势性震颤或意向性震颤，前者在患者保持某个姿势时出现震颤，静止时则消失；后者在患者动作时出现，并在动作终末、愈近目的物时愈明显。见于小脑疾患、扑翼样震颤及酒精、汞、烟酸等药物中毒。亦可见于慢性肝病、早期肝昏迷。

（3）老年性震颤 常表现为点头或摇头动作，一般不伴有肌张力的改变。与震颤麻痹相似，但多见于老年动脉硬化患者。此外，手指的细微震颤，常见于甲状腺功能亢进。

3. 手足搐搦 发作时，手足肌肉呈紧张性痉挛，在上肢表现为腕部屈曲、手指伸展、指掌关节屈曲、拇指内收靠近掌心并与小指相对，形成"助产士手"。在下肢表现为踝关节与趾关节皆呈屈曲状。在发作间隙时，可做激发试验，即在患者前臂缠以血压计袖带，然后充气使水银柱达舒张压以上，持续4分钟后出现搐搦时，称为陶瑟征（Trousseau 征）阳性。见于低钙血症和碱中毒。

4. 手足徐动 又称"指划动作"。检查时，令患者肢体做随意运动，肢体远端出现有规律的、重复的、缓慢而持续的扭曲动作，表现为各种程度的屈曲、伸直、外展、内收相混合的蠕虫样运动及各种奇特姿态，可重复出现且较有规则，睡眠时消失。此症是纹状体病变引起的综合征，可出现以下病症。

（1）先天性及婴儿期疾病，如先天性双侧手足徐动症、婴儿大脑性瘫痪。

（2）症状性手足徐动症，如脑炎、肝豆状核变性、脑动脉硬化伴脑软化、核黄疸、麻痹性痴呆症、脑穿通畸形等。

5. 舞蹈样运动 为肢体的一种快速、不规则、无目的、不对称的运动，持续时间不长，在静止时可以发生，也可因外界刺激、精神紧张而引起发作。睡眠时发作较轻或消失。面部可表现为噘嘴、眨眼、举眉、伸舌等，四肢表现为不定向的大幅度运动，如上肢快速伸屈和上举，在与其持续握手过程中可感到时松时紧。多见于儿童的脑风湿病变。

6. 摸空症 表现为上肢以肘、腕、手关节为主的一种无意识摸索动作。多见于脑膜炎、伤寒及败血症的高热期有意识障碍或肝昏迷患者。

7. 扭转痉挛 又称"扭转性肌张力障碍"，指肢体或躯干顺纵轴呈畸形扭转的不随意动作。临床上以肌张力障碍和四肢、躯干甚至全身的剧烈而不随意的扭转为特征。扭转时肌张力增高，扭转停止时肌张力正常。原发性扭转痉挛原因不明，部分为遗传性。症状性扭转痉挛，可见于流脑、一氧化碳中毒、肝豆状核变性。痉挛性斜颈可为扭转痉挛的一种症状。

8. 肌阵挛　指患者出现个别肌肉或多组肌肉群突发的、短促而快速、不规则、不自主收缩。阵挛可出现某一局部，或分布弥散，或面颌、舌及咽喉部。其机制可能与大脑皮质、齿状核、结合臂、纹状体、中央顶盖束等病变有关。多见于急慢性脑炎、脑膜炎、脑血管疾病、脑瘤及肌阵挛性癫痫。正常人入睡过程中亦可偶发，但无病理性意义。

四、共济失调

任何一个简单的动作，只有在主动肌、对抗肌、协同肌及固定肌等四组肌肉的精确配合下才能完成。其所以能够准确协调，主要依靠小脑、前庭系统、深感觉、锥体外系统的共同调节。当上述结构发生病变、动作协调发生障碍时，称为共济失调。

（一）共济失调的分类

1. 小脑性共济失调　由小脑及其传入、传出纤维损害引起，病变位于小脑蚓蚓部，见于肿瘤、酒精中毒等。主要表现为躯干性共济失调，表现为肢体运动性共济失调，常伴有小脑损害的其他症状，闭眼时明显。

2. 前庭性共济失调　由前庭系统损害引起，主要表现为行走时向一侧倾倒，前庭性眼球震颤等前庭刺激症状。睁眼时减轻，闭眼时加重。

3. 脊髓性共济失调　又称感觉性共济失调。当脊髓后根、后索、脑干内侧等部位损害时，由于深感觉传导障碍，患者不能正确了解肢体的确触位置和运动方向而导致共济失调。表现为走路抬脚高、落脚重，同时有深感觉减弱。睁眼时较轻，闭眼时明显加重。

4. 大脑性共济失调　为额叶及颞叶损伤，由于额叶脑桥小脑束及颞叶小脑脑桥束受损而发生对侧小脑半球功能障碍，常致对侧肢体运动性共济失调，同时对侧肢体肌张力增高，病理反射阳性。

（二）共济失调的检查方法

检查共济运动，首先可观察患者的日常动作，如穿衣、进食、系扣、取物、站、行走等是否正确协调。不协调时，其运动的速度、范围、方向及力度均发生障碍。常用的检查方法如下。

1. 指鼻试验　医生先给患者做示范动作，手臂外展并完全伸直，然后用食指指端点触自己的鼻尖，手臂伸出的位置不断变化，速度先慢后快。然后让患者做同样的动作，先睁眼后闭眼，并进行双侧对比。正常人动作准确，而共济失调患者指鼻动作笨拙、不准确、不协调、不平稳。小脑半球病变者，以病侧上肢的共济失调为明显，睁眼和闭眼时变化不大，为小脑性共济失调。感觉性共济失调的特点，是睁眼时仅见轻微障碍，闭眼时由于失去了视觉的补偿，与睁眼时有很大差别，甚至找不到自己的鼻尖。

2. 反击征　嘱患者收肩屈肘，前臂旋后，握拳，肘关节放于桌上或悬空靠近身体，医生用力拉其腕部，受试者屈肘抵抗，医生突然松手。正常情况下屈肘动作立即停止，不会击中自己。小脑疾病患者失去迅速调整能力，屈肘力量使前臂或掌部碰击自己的肩膀或面部。

3. 轮替动作　嘱患者用一侧手掌和手背反复交替、快速地拍击另一侧手背，或在床面或桌面上做连续、快速地拍击动作。共济失调患者动作笨拙、缓慢、节律不均。一侧快速动作障碍则提示该侧小脑半球有病变。

4. 跟－膝－胫试验　嘱患者仰卧，一侧下肢伸直，另一侧下肢依次做如下动作：第一，伸直抬高；第二，将足跟置于另一侧膝盖上；第三，足跟沿对侧胫骨徐徐滑下。共济失调患者出现动作不稳或失误。

5. 闭目难立试验（Romberg 征）　嘱患者双足并拢直立，两臂向前伸平，观察有无站立不稳，并注意闭目后的改变。感觉性共济失调的患者睁眼时能保持站立平衡，而闭眼时则有斜的表现（闭目难立征阳性）。闭目睁目皆不稳提示小脑蚓部病变。

6. 起坐试验　患者仰卧，双手交叉于胸前上身试坐起（仰卧起坐），正常人坐起时双下肢紧贴床面，小脑损害的患者双下肢同时上抬，起坐困难。

第四节　感觉功能检查

医生在检查感觉功能时，应在患者意识清晰下进行。检查前让患者了解检查的目的和方法，以取得充分合作。检查时要注意左右侧和远近端部位的差别。感觉功能检查主观性强，易产生误差。因此检查时必须注意嘱患者闭目，以避免主观或暗示作用。如果患者没有神经系统疾病的临床症状或其他体征，感觉功能的检查可以简要地分析远端指（趾）的正常感觉是否存在，检查仅仅选择触觉、痛觉、震动觉。否则，患者需依次进行下列的感觉功能检查。

一、浅感觉

浅感觉（痛、触、温觉）是指皮肤黏膜对疼痛、触摸和温度的感觉。

（一）痛觉

用别针的针尖均匀地轻刺患者皮肤，询问患者是否疼痛。为避免患者将触觉与痛觉混淆，应该交替采用针尖和针帽进行检查比较。注意两侧对称比较，同时记录痛感障碍类型（正常、过敏、减退或消失）与范围。痛觉障碍常见于脊髓丘脑侧束损伤。

（二）触觉

用棉签轻触患者的皮肤或黏膜，询问有无感觉。触觉障碍见于脊髓丘脑前束和后索病损。

（三）温度觉

用盛有热水（40～50℃）或冷水（5～10℃）的玻璃试管交替接触患者皮肤，嘱患者辨别冷、热感。温度觉障碍见于脊髓丘脑侧束损害。

二、深感觉

深感觉是指感受肌肉、肌腱、关节和韧带等深部结构的本体感觉。

（一）运动觉

医生轻轻夹住患者的手指或足趾两侧，上或下移动，令患者根据感觉说出"向上"或"向下"。运动觉障碍见于后索病损。

（二）位置觉

医生将患者的肢体摆成某一姿势，请患者描述姿势或用对侧肢体模仿，位置觉障碍见于后索病损。

（三）震动觉

用震动着的音叉（128Hz）柄置于骨突起处（如内、外踝，手指、桡骨茎突、胫骨、膝盖等），询问有无震动感觉，判断两侧有无差别，震动觉障碍见于后索病损。

三、复合感觉

复合感觉，亦称皮质感觉，属于大脑综合分析的产物。

（一）皮肤定位觉

医生以手指或棉签轻触患者皮肤某处，让患者指出被触部位。该功能障碍见于皮质病变。

（二）两点辨别觉

以钝角分规轻轻刺激皮肤上的两点（小心不要造成疼痛），检测患者辨别两点的能力，再逐渐缩小双脚间距，直到患者感觉为一点时，测其实际间距，两侧比较。正常情况下，手指的辨别间距是2mm，舌是1mm，脚趾是3～8mm，手掌8～12mm，后背是40～60mm。检查时应注意个体差异，必须两侧对照。当触觉正常而两点辨别觉障碍时则为额叶病变。

（三）实体觉

嘱患者用单手触摸熟悉的物体，如钢笔、钥匙、硬币等，并说出物体的名称。先测功能差的一侧，再测另一手。该功能障碍见于皮质病变。

（四）体表图形觉

在患者的皮肤上画图形（方、圆、三角形等）或写简单的字（一、二、十等），观察其能否辨识，须双侧对照。如有障碍，常为丘脑水平以上病变。

第五节　神经反射检查

神经反射由反射弧完成，反射弧包括感受器、传入神经元、神经中枢、传出神经元和效应器等。反射弧中任意环节有病变都可影响反射，使其减弱或消失；反射又受高级神经中枢控制，如锥体束以上病变，可使反射活动失去抑制而出现反射亢进。反射包括生理反射和病理反射，根据刺激的部位，又可将生理反射分为浅反射和深反射两部分。

一、浅反射检查

浅反射是指刺激皮肤、黏膜或角膜等引起的反应。

（一）角膜反射

患者向内上方注视，医生用细棉签毛由角膜外缘轻触患者的角膜。正常时，患者眼睑迅速闭合，称为直接角膜反射。同时和刺激无关的另一只眼睛也会同时产生反应，称为间接角膜反射。

（二）腹壁反射

检查时，患者仰卧，下肢稍屈曲，使腹壁松弛，然后医生用钝头竹签分别沿患者肋缘下（胸髓 7 ~ 8 节）、脐平（胸髓 9 ~ 10 节）及腹股沟上（胸髓 11 ~ 12 节）的方向，由外向内轻划其两侧腹壁皮肤，分别称为上、中、下腹壁反射。正常反应是上、中或下部局部腹肌收缩。反射消失分别见于上述不同平面的胸髓病损。双侧上、中、下部反射均消失也见于昏迷和急性腹膜炎患者。一侧上、中、下部腹壁反射消失见于同侧锥体束病损。肥胖、老年及经产妇由于腹壁过于松弛也会出现腹壁反射减弱或消失，应予以注意。

（三）提睾反射

医生用竹签由下向上轻划患者股内侧上方皮肤，可引起同侧提睾肌收缩，睾丸上提。双侧反射消失为腰髓 1 ~ 2 节病损。一侧反射减弱或消失见于锥体束损害。局部病变如腹股沟疝、阴囊水肿等也可影响提睾反射。

（四）跖反射

患者仰卧，下肢伸直，医生手持患者踝部，用钝头竹签划足底外侧，由足跟向前至近小趾跖关节处转向蹈趾侧，正常反应为足趾屈曲（即 Babinski 征阴性，图 5-1）。反射消失为骶髓 1～2 节病损。

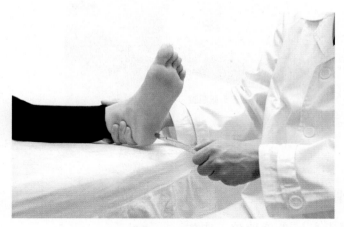

图 5-1　跖反射

（五）肛门反射

医生用大头针轻划患者肛门周围皮肤，可引起肛门外括约肌收缩。反射障碍为骶髓 4～5 节或肛尾神经病损。

二、深反射检查

刺激骨膜、肌腱深部感受器完成的反射称深反射，又称腱反射。检查时患者要合作，肢体肌肉要放松。医生叩击力量要均等，两侧要对比。

反射强度通常分为以下几级：0：反射消失；1+：肌肉收缩存在，但无相应关节活动，为反射减弱；2+：肌肉收缩并导致关节活动，为正常反射；3+：反射增强，为正常或病理状况；4+：反射亢进并伴有阵挛，为病理状况。

（一）肱二头肌反射

患者前臂屈曲，医生以左拇指置于患者肘部肱二头肌肌腱上，然后右手持叩诊锤叩击其左拇指，可使肱二头肌收缩，前臂快速屈曲（图 5-2）。反射中枢为颈髓 5～8 节。

（二）肱三头肌反射

患者外展前臂，半屈肘关节，医生用左手托住其前臂，右手用叩诊锤直接叩击其鹰嘴上方的肱三头肌肌腱，可使肱三头肌收缩，引起前臂伸展（图 5-3）。反射中枢为颈髓 6～7 节。

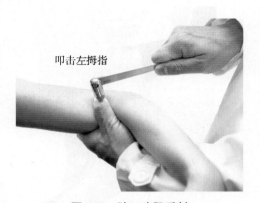

叩击左拇指

图 5-2　肱二头肌反射

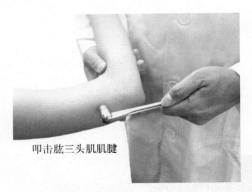

图 5-3　肱三头肌反射

（三）桡骨骨膜反射

患者前臂置于半屈半旋前位，医生以左手托住其前臂，并使腕关节自然下垂，随即以叩诊锤叩桡骨茎突，可引起肱桡肌收缩，发生屈肘和前臂旋前动作（图5-4）。反射中枢在颈髓 5～8 节。

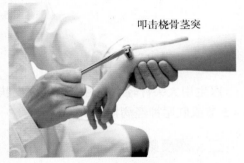

图 5-4　桡骨骨膜反射

（四）膝反射

坐位检查时，患者小腿完全松弛下垂与大腿呈直角；卧位检查则患者仰卧，医生以左手托起其膝关节使之屈曲约120°，用右手持叩诊锤叩击膝盖髌骨下方股四头肌腱，可引起小腿伸展（图5-5，图5-6）。反射中枢在腰髓 2～4 节。

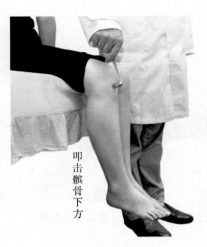

图 5-5　膝反射坐位

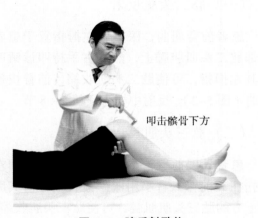

图 5-6　膝反射卧位

（五）跟腱反射

跟腱反射又称踝反射。患者仰卧，髋及膝关节屈曲，下肢取外旋外展位。医生左手将患者足部背屈呈直角，以叩诊锤叩击跟腱，反应为腓肠肌收缩，足向跖面屈曲（图5-7）。反射中枢为骶髓1～2节。

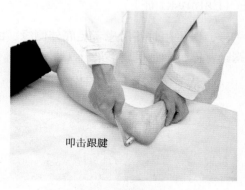

叩击跟腱

图 5-7　跟腱反射

（六）阵挛

锥体束以上病变，深反射亢进时，用力使相关肌肉处于持续性紧张状态，该组肌肉发生节律性收缩，称为阵挛，常见的有以下两种：

1. 踝阵挛　患者仰卧，髋与膝关节稍屈，医生一手持患者足掌前端，突然用力使关节背屈并维持之（图5-8）。阳性表现为腓肠肌与比目鱼肌发生持续性节律性收缩，而致足部呈现交替性屈伸动作，系腱反射极度亢进。

2. 髌阵挛　患者仰卧，下肢伸直，医生以拇指与食指控制其髌骨上缘，用力向远端快速连续推动数次后持续推力（图5-9）。阳性反应为股四头肌发生节律性收缩使髌骨上下移动，系腱反射极度亢进。

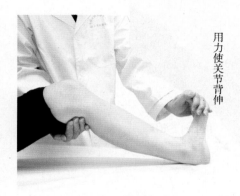

用力使关节背伸

图 5-8　踝阵挛

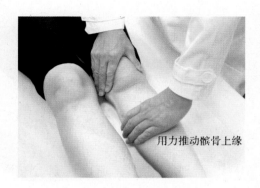

用力推动髌骨上缘

图 5-9　髌阵挛

三、病理反射检查

病理反射指锥体束病损时，大脑失去了对脑干和脊髓的控制作用而出现的异常反射。1岁半以内的婴幼儿由于神经系统发育未完善，也可出现这种反射，不属于病理反射。

（一）巴宾斯基征（Babinski 征）

取位与检查跖反射一样，医生用竹签沿患者足底外侧缘，由后向前至小趾近跟部并转向内侧，阳性反应为蹬趾背伸，余趾呈扇形展开（图 5-10）。

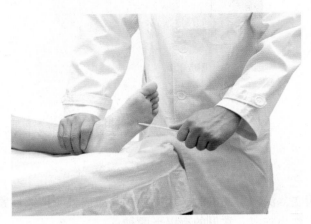

图 5-10　巴宾斯基征

（二）压胫征（Oppenheim 征）

医生用拇指及食指沿患者胫骨前缘用力由上向下滑压，阳性表现同 Babinski 征（图 5-11）。

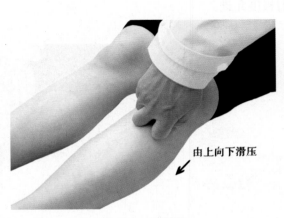

由上向下滑压

图 5-11　压胫征

（三）戈登征（Gordon 征）

医生用手以一定力量捏压腓肠肌，阳性表现同 Babinski 征（图 5-12）。

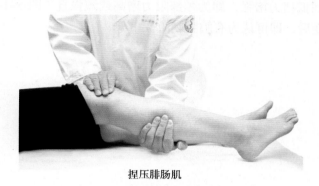

捏压腓肠肌

图 5-12　戈登征

以上三种征临床意义相同，其中 Babinski 征是最典型的病理反射。

（四）霍夫曼征（Hoffmann 征）

通常认为霍夫曼征是病理反射，但也有人认为是深反射亢进的表现，反射中枢为颈髓 7 节～胸髓 1 节。医生左手持患者腕部，然后以右手中指与食指夹住患者中指并稍向上提，使腕部处于轻度过伸位。以拇指迅速弹刮患者的中指指甲，引起其余四指掌屈反应则为阳性（图 5-13）。

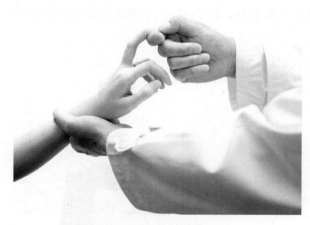

图 5-13　霍夫曼征

四、脑膜刺激征

脑膜刺激征为脑膜受激惹的体征，见于脑膜炎、蛛网膜下腔出血和颅压增高等。

（一）颈强直

患者仰卧，医生以一手托患者枕部，另一只手置于其胸前做屈颈动作。如这一被动屈颈检查时感觉到抵挡力增强，即为颈部阻力增高或颈强直（图5-14）。在除外颈椎或颈部肌肉局部病变后，即可认为有脑膜刺激征。

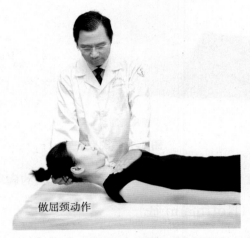

做屈颈动作

图5-14　颈强直

（二）克尼格征（Kerning 征）

患者仰卧，一侧下肢髋、膝关节屈曲呈直角，医生将患者小腿抬高伸膝。正常人膝关节可伸达135°以上（图5-15，图5-16）。如伸膝受阻且伴疼痛与屈肌痉挛，则为阳性。

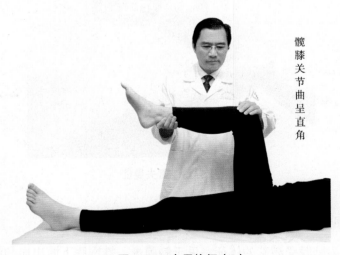

髋膝关节曲呈直角

图5-15　克尼格征（1）

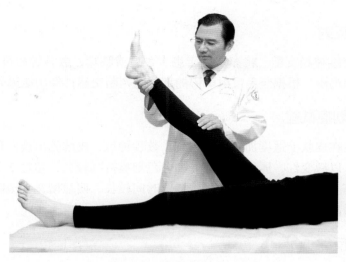

图 5-16　克尼格征（2）

（三）布鲁津斯基征（Brudzinski 征）

患者仰卧，下肢伸直，医生一手托起患者枕部，另一手按于其胸前。当头部前屈时，双髋与膝关节同时屈曲则为阳性（图 5-17）。

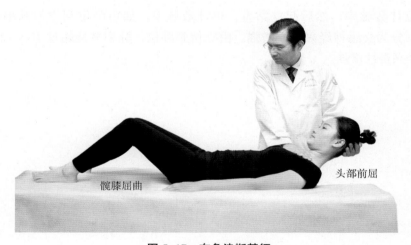

图 5-17　布鲁津斯基征

第六节　自主神经功能检查

自主神经可分为交感与副交感两个系统，主要功能是调节内脏、血管与腺体等活动。大部分内脏接受交感和副交感神经纤维的支配，在大脑皮质的调节下，协调整个机体内、外环境的平衡。临床常用检查方法有以下几种。

一、竖毛反射

竖毛肌由交感神经支配。将冰块置于患者颈后或腋窝，数秒钟后可见竖毛肌收缩，毛囊处隆起处如鸡皮。根据竖毛反射障碍的部位来判断交感神经功能障碍的范围。

二、皮肤划痕试验

用钝头竹签在皮肤上适度加压划一条线，数秒钟后，皮肤先出现白色划痕（血管收缩）高出皮面，以后变红，属正常反应。如白色划痕持续较久，超过 5 分钟，提示交感神经兴奋性增高。如红色划痕迅速出现、持续时间较长、明显增宽甚至隆起，提示副交感神经兴奋性增高或交感神经麻痹。

三、眼心反射

患者仰卧，双眼自然闭合，计数脉率。医生用左手中指、食指分别置于患者眼球两侧，逐渐加压，以患者不痛为限。加压 20～30s 后计数脉率，正常可减少 10～12 次 / 分，超过 12 次 / 分提示副交感（迷走）神经功能增强，迷走神经麻痹则无反应。如压迫后脉率非但不减慢反而加速，则提示交感神经功能亢进。

四、卧立反射

平卧位计数脉率，然后起立站直，再计数脉率。如由卧位到立位脉率增加超过 10～12 次 / 分为交感神经兴奋性增强。由立位到卧位，脉率减慢超过 10～12 次 / 分则为迷走神经兴奋性增强。

（3）磁共振水成像技术 在重 T$_2$ 加权上，静态或者缓慢流动的液体呈高信号，其他组织呈低信号，通过特殊的磁共振扫描序列，不用注射对比剂即可获得类似造影的图像。临床上常用的有 MR 正常胰胆管成像（MR cholangiopancreatography，MRCP）（图 6-6，图 6-7）、MR 泌尿系成像（MR urography，MRU），如两侧肾盂积水患者 MRU 成像（图 6-8）和 MR 脊髓成像（MR myelography，MRM）等。

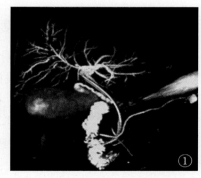

图 6-6　正常 MRCP MIP 像

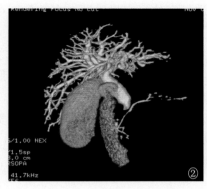

图 6-7　正常 MRCP VR 像

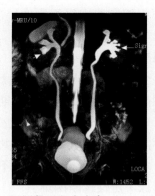

图 6-8　两侧肾盂积水患者 MRU MIP 像

（4）磁共振功能成像 以组织结构生理功能为基础进行成像，可以获得生理及病理状态的影像，包括扩散加权成像（diffusion weighted imaging，DWI），如急性脑梗塞 DWI 成像（图 6-9）；磁敏感加权成像技术（susceptibity weighted imaging，SWI），如颅内血肿 SWI（图 6-10）；波谱成像技术（MR spectroscopr，MRS）、灌注加权成像（perfusion weighted imaging，PWI）；扩散张量成像（diffusion tensor imaging，DTI）和血氧水平依赖成像（blood oxygen level dependency，BOLD）等。

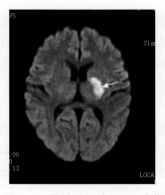

图 6-9　急性脑梗塞 DWI 成像

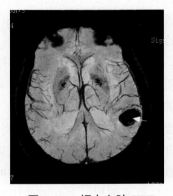

图 6-10　颅内血肿 SWI

三、影像检查的价值和限度

我们通常所说的影像学检查包括普通 X 线检查、CT 检查、MRI 检查、超声检查及核素检查，本节主要介绍的是 X 线检查、CT 检查和 MRI 检查。

（一）X 线检查的价值和限度

1. 价值　良好天然对比，如呼吸系统及骨骼系统有良好的密度自然对比，首先选用 X 线平片检查，也是最基本的方法；消化系统等空腔脏器利用高密度对比剂（硫酸钡）进行造影检查，可取得良好的密度对比，最大限度显示病变位置、范围及病理改变。X 线检查空间分辨率高，特别是骨骼系统疾病可清晰显示骨小梁的细微结构，还可清晰显示皮下组织和肌肉组织影像层次。对病变进行定位、定量诊断，多数病变可做定性诊断。

2. 限度

（1）空间限度　早期微小病灶不能发现。有不少案例证明这是由于 X 线照片质量不能达到高分辨率的要求，如早期肋骨骨折和肺小结节病例容易漏诊。

（2）时间限度　X 线影像改变可晚于临床和病理。例如早期的急性骨髓炎患者 X 线检查不能发现骨质改变，而磁共振检查可以较早发现骨髓信号异常改变。

（3）定性限度　当影像改变不典型或个别特殊改变时（不同病有相同影像，相同病有不同影像）定性诊断困难。

（二）CT 检查的价值和限度

1. 价值　CT 横断面成像，避免了各种解剖结构的重叠。相对于常规 X 线，CT 的密度分辨率明显增强，能提供良好的组织对比，可以显示 X 线难以发现的微小病灶，临床中欲观察的组织和病变达到最佳显示，选用不同的窗技术改变图像的层次及对比度，CT 已经成为解剖复杂部位病变检查的首选方法。近年来，随着 CT 设备的不断改进和完善，16 层、64 层、256 层、320 层及双源 CT 的相继应用，以及多种后处理软件的开发，使得 CT 的应用领域在不断地扩大。目前，CT 检查的应用范围几乎涵盖了全身各个系统，特别是在中枢神经系统、头颈部、呼吸系统、泌尿系统和内分泌系统病变的检出和诊断方面具有独特的优越性；对于骨骼肌肉系统特别是复杂部位的病变具有较高的价值。随着扫描层数的增加，层厚变薄，扫描时间加快，对心血管系统的病变检查也越来越受到广泛关注。特别是近年来，设备及后处理软件的发展，使得 CT 检查在急诊医学中的地位越来越重要。

2. 限度　CT 检查辐射剂量显著高于传统 X 线检查，一定程度上限制了 CT 的应用，特别是小儿科和妇产科。近年来，低剂量 CT 降低了患者的辐射剂量。对微小病变的检出尚有困难，特别是早期的病变。对神经系统的病变检出不如磁共振检查，如对软骨和韧带病变的显示不理想。对病变的定性诊断仍然存在一定限度。

（三）MRI 检查的价值和限度

1. 价值　MRI 检查的生物安全性较高，MRI 图像的采集不是利用电离辐射，对人体无辐射损伤，是一种无创性检查。多参数、多方位成像提供更多的诊断信息。常规 T_1WI 图像有利于观察组织的解剖结构，常规 T_2WI 图像观察病变信号的变化，弥散成像（DWI）可以获取水分子的扩散信息，磁共振波谱成像（MRS）可以无创获取组织代谢产物的信息。心脏和大血管成像的价值，MRI 可以通过流动效应来评价血液的流动，因此，无须对比剂即可获得心脏大血管影像，随着近年来设备和软件的发展，还可以对心脏功能进行定量分析。对软组织的显示优于 CT，对各种正常软组织如脂肪、肌肉、韧带、肌腱、软骨等有良好显示，对病变如肿块、坏死出血、水肿等非常敏感，特别适合于骨关节的检查，能早期发现病变或隐匿性病变。

2. 限度　磁共振检查时间较长、伪影相对较多，扫描过程中心血管、脑脊液的搏（流）动、呼吸及胃肠道的运动均会产生一定的运动伪影，从而影响图像质量。禁忌证相对较多，危重患者及心电监护和生命维持系统不能进入扫描间，装有心脏起搏器的患者和带铁磁性装置的患者均受到限制。对钙化和新鲜出血显示效果欠佳。噪音相对较大，MRI 的噪音主要来自梯度线圈中电流的开启和关闭触换造成的震荡。尽管近年来静音技术有所发展，但仍有部分患者不能忍受。磁共振检查费用相对较高，MRI 设备购置和日常保养费用高昂，特别是超导磁共振仪需要专用的制冷系统。

四、影像检查对比剂的应用

影像检查过程中，一些部位检查利用生理的自然密度差异，就可以进行诊断，例如骨折和胸部检查，而一些疾病需要利用造影检查才能做出诊断。CT 和 MRI 检查过程中，有时平扫不能满足人们对诊断疾病高敏感性和特异性的要求，需要借助对比剂来显示病变及其特性。理想的对比剂应符合以下条件：①无毒性，不易引起不良反应；②对比度强，显影清晰；③使用方便，价格低廉；④易于吸收和排泄；⑤理化性质稳定，不易变质。现将临床造影和增强检查中常用的对比剂简述如下。

（一）钡剂

钡剂是由医用硫酸钡粉制成的钡糊和混悬液，常用于胃肠道检查。

（二）碘剂

分为油脂类和水制剂两大类，水制剂又分为离子型和非离子型对比剂。

1. 碘化油　早年用于支气管、子宫、输卵管、脓腔和瘘管造影，近年已基本弃用。现在临床用于介入治疗栓塞。

2. 泛影葡胺　由不同比例的泛影钠与泛影葡胺混合而成，是目前国内常用的对比剂。适用于静脉尿路造影、心脑血管造影。因其溶于水后发生电离，渗透压高，不良反应多，故已被非离子型对比剂替代而淘汰。

3. 非离子型对比剂　是目前临床 CT 检查中应用最多的对比剂，其渗透压低，安全性因此得到提高。近年来新一代等渗非离子型二聚体的应用，使安全性进一步得到提高。

（三）钆剂

MRI 具有很强的组织分辨能力，多数情况下，人体各组织间固有的生物化学方面的差别能够在 T_1WI 和 T_2WI 图像上产生良好的对比，提高必要的诊断和鉴别诊断，在某些疾病的诊断中，常需要借助对比剂来显示病变及其特性。常用的对比剂为离子型细胞外液对比剂，即钆喷替酸葡甲胺（Gd-DTPA），是最早应用于临床的磁共振对比剂。近年来，一些厂家陆续开发出非离子型细胞外液 MR 对比剂，这些非离子型对比剂渗透压低，安全性进一步提高。

五、静脉对比剂的不良反应及处理

（一）对比剂肾病

对比剂肾病（contrast induced nephropathy，CIN），指排除其他引起血清肌酐升高原因，血管内途径应用碘对比剂后 2～3 天内血清肌酐升高至少 $44\mu mol/L$ 或超过基础值25%。发生机制：碘对比剂肾毒性包括化学毒性、渗透毒性及黏滞度相关毒性。但目前尚无足够证据达成共识。CIN 的预防：①询问病史：肾脏疾病、肾脏手术史、糖尿病、高血压、痛风以及近期应用肾毒性药物或其他影响肾小球滤过率药物。根据病史，选择用药剂量及给药方法。②水化：使用碘对比剂前，对患者进行水化。③关于药物：目前尚无任何一种药物经过权威机构验证可以降低 CIN 的发生。④血液滤过：血液滤过预防 CIN 的作用有待进一步验证。

（二）碘对比剂血管外渗

临床中由于注射速率过高，静脉穿刺不理想，常发生对比剂外渗组织间隙，引起组织水肿，严重者发生软组织坏死。预防及处理：①静脉穿刺选择合适的血管，细致操作；使用高压注射器时，选用与注射流率匹配的穿刺针头和导管；对穿刺针头进行恰当固定；与患者沟通，取得配合。②轻度外渗：多数损伤轻微，无须处理；嘱咐患者注意观察，如外渗加重，应及时就诊；对个别疼痛明显者，局部给予普通冷湿敷。③中、重度外渗：可能造成外渗局部组织肿胀、皮肤溃疡、软组织坏死和间隔综合征。处理：抬高患肢，促进血液回流；早期使用 50% 硫酸镁保湿冷敷，24 小时后改硫酸镁保湿热敷；或者用黏多糖软膏等外敷；也可以用 0.05% 的地塞米松局部湿敷；碘对比剂外渗严重者，在外用药物基础上口服地塞米松 5mg/ 次，3 次 / 天，连用 3 天；必要时咨询临床医师。

（三）全身性不良反应

1. 恶心、呕吐　症状呈一过性。采用支持疗法；症状为重度、持续时间长的应考虑采用适当的止吐药物。

2. 荨麻疹　散发的、一过性荨麻疹建议采用包括观察在内的支持性治疗；散发的、持续时间长的应考虑采用适当的肌内或静脉注射 H_1 受体拮抗剂，但用药后可能会发生嗜睡和（或）低血压；严重的荨麻疹考虑使用肾上腺素（1∶1000），成人 0.1~0.3mL（0.1~0.3mg）肌内注射，6~12 岁患儿注射 1/2 成人剂量，6 岁以下患儿注射 1/4 成人剂量。必要时重复给药。

3. 支气管痉挛　氧气面罩吸氧（6~10L/min）；定量吸入 β_2 受体激动剂气雾剂（深吸 2~3 次）。

4. 喉头水肿　氧气面罩吸氧（6~10L/min）；肌内注射 1∶1000 肾上腺素，成人剂量为 0.5mL（0.5mg），6~12 岁患儿肌内注射 0.3mL（0.3mg），6 岁以下患儿肌内注射 0.15mL（0.15mg），必要时重复给药。

5. 低血压　单纯性低血压：抬高患者双下肢，氧气面罩吸氧（6~10L/min）。用普通生理盐水或林格乳酸盐快速静脉补液，无效时肌内注射 1∶1000 肾上腺素，成人剂量为 0.5mL（0.5mg），必要时重复给药；6~12 岁患儿肌内注射 0.3mL（0.3mg）；6 岁以下患儿肌内注射 0.15mL（0.15mg）。

六、影像学检查方法的选择

随着科学技术的快速发展和影像检查设备的更新换代，医学影像学从单纯的放射诊断发展成具有 US、CT、MR、ECT、PET/CT 以及介入放射学等诸多门类的学科。

如何正确选择适合患者需要的检查，主要应由医生来决定，但是具体检查方法的选择，越来越多的患者，甚至临床医师都会出现一定程度的困惑，甚至走入误区，有的人不管生什么病，也不管需不需要或适不适合，都要求用最先进的设备进行检查。作为医务人员，我们需要注意的是，任何一种先进设备对疾病诊断既有独到之处，又有局限性。因此，在选择时，应权衡利弊，从病情需要出发，根据患者经济实力，在能帮助正确诊断的前提下，选择简单、方便、安全、痛苦少、费用低的检查。当然，不排除某些疑难病症在一种检查无法确诊时，仍需综合采用几种检查或重复检查以明确诊断。为此，我们需要掌握各种影像检查的适应证、禁忌证以及优、缺点，并适时、恰当、有效地选择相应的影像学检查。

（一）骨骼肌肉系统疾病诊断

常规采用 X 线检查，解剖部位复杂的部位选用 CT 检查，MRI 可以显示 X 线平片、CT 难以显示的结构，如肩袖、腕管、半月板、椎间盘、关节软骨及骨挫伤等；超声检查在骨骼肌肉系统中起到辅助、补充作用。

（二）呼吸系统疾病诊断

常规采用 X 线检查筛查，能显示大多数疾病，且价格便宜，要进一步了解细微结构，需行 CT 检查，特别是肿块的鉴别和肺血管疾病的诊断需要增强 CT 检查或肺动脉 CTA 检查。近年来，高场强磁共振的应用增加。肺部疾病鉴别采用 MRI 检查，DSA 应用于肺部肿瘤、肺部血管性疾病、咯血的诊断和治疗。

（三）消化系统疾病诊断

急腹症多采用 X 线检查，能显示肠梗阻、空腔脏器穿孔；胃肠道病变采用消化道造影检查；肝、胆、脾首选 B 超检查；鉴别诊断时采用 CT 增强检查或者 MR 检查；DSA 应用于恶性肿瘤、血管性疾病、消化道大出血的诊断和治疗。

（四）神经系统疾病诊断

CT 检查能对大多数疾病做出诊断，特别是对出血性疾病的诊断比较敏感；但是早期的脑梗死显示效果欠佳，应行 MRI 检查。MRI 还可以进行多参数成像以及功能检查。

七、影像学检查申请单的书写要求

影像学与针推专业临床诊断和治疗关系越来越密切，作为一名临床医师开具影像学检查申请单需要提供具体的相关信息给影像科，影像科才能根据开具的申请单准确地进行检查，并书写诊断报告，给出诊断意见。首先提供准确的一般资料和关键病史，包括发病时间、临床主要症状、主要体征与特殊体格检查，以及重要的实验室检查结果及相关的检查结果。然后选择合适的检查方式和检查部位，最好写明申请此次检查的目的和希望解决的问题。

八、影像学诊断的原则与步骤

医学影像诊断是临床诊断中的重要组成部分，常具有举足轻重的地位。医学诊断的正确与否，直接关系到患者是否能够获得及时、合理、有效的治疗。为达到正确诊断的目的，必须遵循一定的诊断原则：①熟悉正常影像表现，这是辨认异常表现的先决条件。②当发现受检器官和结构的形态、密度、信号强度发生改变时，应进一步确认是否为病理改变所引起的异常表现；为了不遗漏图像上的异常表现，应当有序、全面、系统地进行观察。③在确认异常表现后，应当根据病变的部位、分布、数目、大小、形态、边缘情况、密度和信号强度、临近组织器官变化以及器官功能变化来进行分析归纳。④最后根据影像表现的病理变化结合患者的一般资料、临床症状与体征及相关检查做出综合诊断。综合诊断结果可分为肯定性诊断、否定性诊断和可能性诊断。并根据需要，建议进行其他影像学检查，以明确病变性质。

第二节　疾病影像学诊断

医学影像学技术在近几十年来迅猛发展，极大地丰富和完善了影像学诊断，各种不同的影像技术有各自的优势和不足，这就需要影像学工作人员指导临床医师针对疾病选择最经济、有效的影像学检查技术来进行诊断和治疗。对针推专业也是一样，需要具体情况具体分析。现将针推专业相关的影像学诊断基础及常见疾病加以介绍。

一、骨骼系统的影像学解剖

（一）长管状骨的影像学基本表现

1. 骨膜　骨皮质外面覆以骨外膜，正常骨膜 X 线不显影，如出现骨膜影则为病理现象，常见于骨肿瘤、炎症、外伤后等。

2. 骨皮质　骨皮质密度均匀，在骨干中段最厚，X 线表现为均匀致密影，MRI 表现为 T_1WI、T_2WI 均匀一致的低信号影。部分营养血管穿行其间，X 线表现为斜行透亮影。

3. 骨松质　骨松质在 X 线上表现为细致、整齐的骨纹理结构，其排列方向与负重、肌张力及特殊功能有关。MRI 表现为高低混杂信号影，在骨端有时可见一条或数条纤细弯曲的横行低信号线通过，为骨骺线。

4. 骨髓腔　骨干中央为骨髓腔，X 线表现为骨干皮质包绕的无结构半透明组织。MRI 图像上 T_1WI 和 T_2WI 均为显著高信号。

（二）关节的影像学基本表现

1. 关节骨端　关节骨端关节面 X 线表现为线样致密影，边缘光滑锐利，关节面外附着软骨，X 线和 CT 不能显示，MRI 呈等 T_1 等 T_2 信号，压脂序列呈高信号影。

2. 关节间隙　X 线解剖上包括关节软骨、关节间纤维软骨和真正的关节腔，X 线表现为两个骨性关节面间的透亮间隙，关节间隙的宽度因部位和年龄而异，新生儿关节间隙因骨化中心尚未出现，故显得很宽，随着年龄增大，逐渐变窄，待骨骼发育完成，则形成成年的宽度。在 MRI 图像上，能显示关节内及周围的微细结构，包括关节内软骨（关节盘、半月板等）、韧带、滑液。

3. 关节囊和韧带　X 线上不能分辨，CT 表现为关节囊和韧带呈窄条状、短带状软组织密度，关节囊厚度 <3mm；关节盘呈软组织密度；MRI 表现均为低信号结构，形态呈条形、带状、三角形等。

（三）脊柱的影像学解剖

脊柱包括颈、胸、腰、骶尾椎，影像解剖主要观察其形态结构和稳定性两个方面。①脊柱棘突连线是否为同一直线，如有偏移，除外由于拍摄体位的原因后，提示椎体旋转移位。②关节间隙是否对称，狭窄一侧提示肌肉紧张挛缩。③椎体边缘及关节突关节骨质增生硬化。④生理弧度的变化，椎后缘线是否在同一条弧线，不在同一直线，提示椎体排列不稳和滑移。颈椎生理弧度按 Bordens 法测量，弧的顶点在第 5 颈椎后上缘，弧的垂直距离 C 线值（图 6-11）为 12±5mm，小于 7mm 为变直，负值为反曲，大于 17mm 为曲度增大。⑤ CT 和 MR 可显示椎间盘，如腰椎间盘 MR 解剖图（图 6-12，图 6-13）及韧带、椎间上下关节，如颈椎间盘横断位 MR 解剖图（图 6-14），MR 对脊髓病变进行定位诊断。

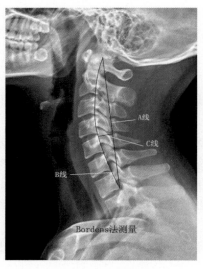

图 6-11　Bordens 法测量

A 线指枢椎后上缘与 C7 后下缘连线

B 线椎体后院弧线

C 线指 C5 后上缘与 A 线的垂直线

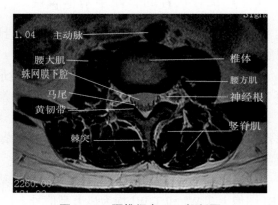

图 6-12　腰椎间盘 MR 解剖图

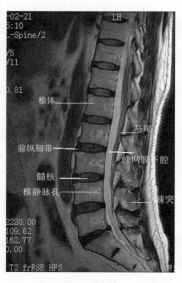

图 6-13　腰矢状位 MR 解剖图

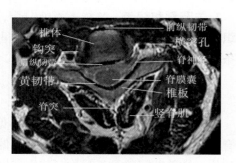

图 6-14　颈椎间盘横断位 MR 解剖图

（四）骨质增生硬化

单位体积内骨量的增多。病因分为局限性和广泛性，局限性包括：①外伤、炎症或老年代偿性退化所致的修复性增生；②肿瘤的瘤骨（象牙样、针刺状、云絮状），如髂骨骨肉瘤患者的肿瘤骨形成（图6–32）。广泛性常见于甲状旁腺功能减退或中毒（氟中毒）。X线表现：骨密度增高，皮质增厚，骨小梁增粗、增多，骨骼变粗大，严重时髓腔封闭消失。CT表现与X线平片表现相似。MRI骨质增生表现为T_1WI和T_2WI均为低信号，形态学表现同X线平片，但对水肿的敏感性更好。

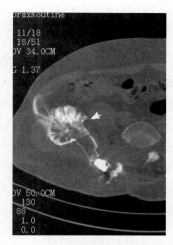

图6–32　髂骨骨肉瘤肿瘤骨形成

（五）骨质坏死

骨质坏死是因局部骨组织血供中断，代谢终止。坏死的骨质，又称死骨（sequestrum），主要原因是血供中断。组织学上骨细胞死亡消失，骨髓液化、萎缩。常见于化脓性骨髓炎、外伤、骨缺血性坏死、骨梗死（图6–33）。X线平片早期可无异常，而MRI表现为T_1WI高信号、骨髓内的低信号影；典型期表现为骨质局限性密度增高，呈一孤立的骨块，周围为低密度的透光区。死骨表现高密度的原因：一是周围骨质吸收和周围病理组织如脓液、肉芽肿等低密度相对呈高密度，二是死骨骨小梁表面新骨形成、骨量增多。MRI上死骨为T_1WI低信号，T_2WI中高信号，其周围可有水肿带呈长T_1、长T_2信号影。

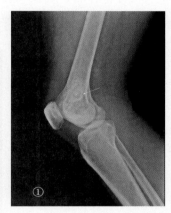

图6–33　骨梗死①　DR像示股骨下端"地图样"成骨样改变

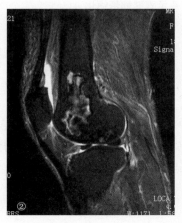

图6–33　骨梗死②　T_2WI压脂像示混杂样T_2高信号影

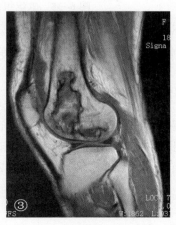

图6–33　骨梗死③　T_1WI像T_1混杂低信号

（六）骨膜反应

各种原因刺激骨膜使骨膜内层成骨细胞活动所引起的骨质增生。组织学上成骨细胞增多和新生骨小梁，这一过程又称骨膜反应。骨膜反应的早期因仅有骨膜成骨细胞的增生和骨膜的水肿，X线平片、CT不能发现，MRI压脂序列上呈长 T_1、长 T_2 信号的水肿、增厚的骨膜呈平行于骨皮质的带状高信号影。当新生骨出现后，X线平片和CT能显示，呈线样模糊高密度影，以后随着新生骨的增多，可表现为层状（图6-34）、花边状、针状。

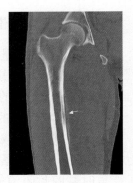

图6-34　急性骨髓炎层状骨膜反应

（七）异常钙化

软骨、肿瘤、骨梗死后以及关节软骨的退变均可引起相应的组织和骨内发生钙化（图6-35）。X线表现：颗粒状、斑点状、环状、无结构高密度致密影。

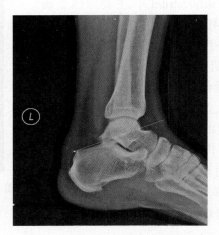

图6-35　软组织内钙化，箭头示跟腱韧带钙化

四、骨关节基本病变影像学表现

（一）关节肿胀

炎症引起关节囊及其周围软组织充血、水肿、出血和关节腔积液。X线表现为关节软组织肿胀或密度增高，大量积液引起关节间隙增宽；CT、MRI对软组织的分辨率高，可区分关节囊水肿、增厚，关节积液或积血，其中以MRI图像最敏感。

（二）关节破坏

关节软骨及其下方的骨性关节面被病理组织所替代，常见于化脓、结核病、类风湿、肿瘤等。X线表现：①关节面模糊、缺损和消失；②关节间隙狭窄；③骨端骨质破坏，如痛风患者跖趾关节骨质吸收破坏（图6-36），CT、MRI对关节软骨及软骨下骨破坏能早期发现，对软组织病变显示很好。

（三）关节强直

相对应的两关节面之间因骨或纤维组织增生连接而使关节丧失运动功能，称为关节强直。骨性强直常见于化脓性关节炎及强直性脊柱炎晚期；纤维性强直常见于关节结核及类风湿关节炎晚期。X线表现为关节间隙变窄，纤维强直无骨小梁连接，骨性强直可见骨小梁连接。

（四）关节脱位

关节相对应的骨端失去正常的解剖关系。原因分为外伤性、先天性和病理性三种。类型可分为完全性和半脱位两种。X线平片多能直接显示，CT能发现一些X线平片难发现的关节脱位，如肩关节前下脱位（图6-37）和骶髂关节半脱位。

五、脊柱常见疾病的影像学表现

（一）颈椎病影像学表现

1. 颈椎生理曲度的改变，C线值小于7mm被认定为颈椎生理曲度变直（图6-38），对临床治疗有可靠指导意义。

2. 颈椎骨质增生（图6-39），黄韧带肥厚、项韧带钙化、后纵韧带骨化（正常颈椎黄韧带厚度小于3mm）。

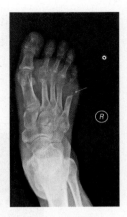

图6-36 痛风患者跖趾关节骨质吸收破坏

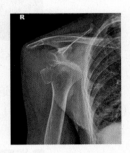

图6-37 肩关节前下脱位

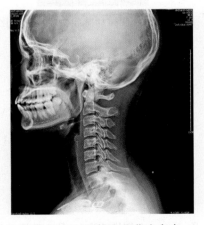

图6-38 颈椎生理曲度变直

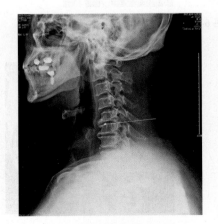

图6-39 颈椎骨质增生

3.颈椎间盘突出（图6-40），椎管、侧隐窝、椎间孔变窄。

4.颈肩肌群软组织损伤、椎间孔变窄致颈脊神经受压，多见于 C4 ~ C7（图6-41）。

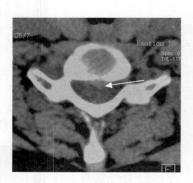

图6-40　颈椎椎间盘突出

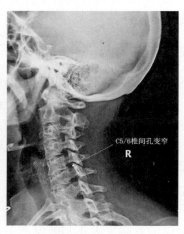

图6-41　颈椎间孔变窄

5.骨质增生压迫，如钩椎关节增生压迫椎动脉（图6-42）、椎动脉粥样硬化狭窄（图6-43，图6-44）或血管变异（图6-45）导致供血不足。

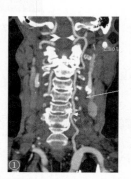

图6-42　颈钩椎关节增生压迫椎动脉

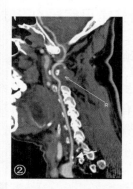

图6-43　右侧椎动脉起始段动脉硬化

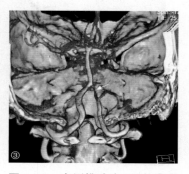

图6-44　右侧椎动脉 V4 段狭窄

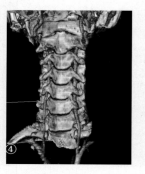

图6-45　右侧椎动脉 V1 段入孔异常

6. 各种颈部病变激惹神经根、关节囊或项韧带上的交感神经末梢。

7. 颈部病变导致脊髓受压、炎症、水肿（图 6-46）。

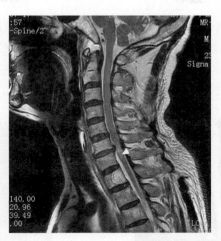

图 6-46 脊髓型颈椎病 箭头示脊髓水肿变性

（二）腰椎间盘突出症影像学表现

1. 腰椎间盘膨出 非常常见，20 岁以上成年人患病率超过 50%，其病因可能为椎间盘胶原纤维薄弱、失去弹性，纤维环退变、撕裂，向四周鼓出。影像学表现：CT、MRI 表现为椎间盘弥漫性向椎体边缘鼓出（图 6-47），一般大于椎间盘周长的二分之一，椎间盘的后缘失去正常的前凹样改变，椎间盘高度减低，常合并 T_2WI 图像上椎间盘信号减低，相应的终板信号不均匀。CT 可更好地显示椎间盘内积气及终板增生硬化。

2. 腰椎间盘局限性突出 为纤维环破裂后椎间盘组织局限性突出，突出的结构包括纤维环、髓核、软骨碎片等。影像学椎间盘组织局限性超出椎体边缘，与母盘宽基底相连，向后方或侧后方压迫神经根和硬膜囊（图 6-48）。MRI 矢状位可显示椎间盘后部纤维环的局部 T_2WI 高信号。

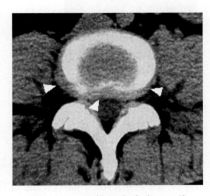

图 6-47 腰椎间盘膨出 CT 像

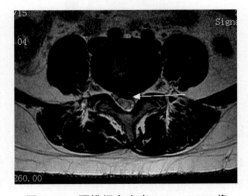

图 6-48 腰椎间盘突出 MR T_2WI 像

3. 腰椎间盘游离性突出　与椎间盘突出相同，均为纤维环破裂，突出的髓核与椎间盘母盘窄基底相连或不连，MRI 矢状位或 CT 重建图像显示最佳，在硬膜囊外可见结节影（图 6-49），少数情况游离的髓核移行至硬膜囊后方、神经根鞘袖。

4. 许莫结节（schmorl 结节）　由于终板退变薄弱，髓核向终板方向疝入，是一种特殊类型的椎间盘突出；急性期可出现腰痛，胸腰段好发。CT 检查可见椎体终板局限性缺损，边缘可见硬化缘；MRI 可见椎间盘组织直接进入缺损处，其周围骨质可见硬化，急性期表现为长 T_1、长 T_2 信号改变（图 6-50，图 6-51，图 6-52）。

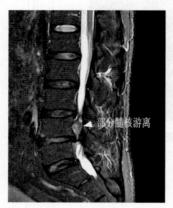

图 6-49　MR 矢状位腰椎间盘
脱出部分髓核游离

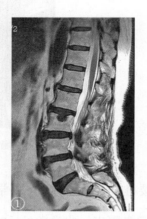

图 6-50　第 3 腰椎椎体
上缘许莫结节 T_2WI 像

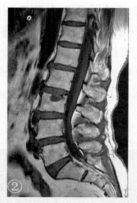

图 6-51　第 3 腰椎椎体
上缘许莫结节 T_1WI 像

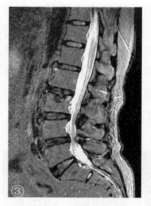

图 6-52　第 3 腰椎椎体
上缘许莫结节 STIR 像

（三）椎管狭窄影像学表现

1. 先天性椎管狭窄　先天性狭窄是由于在脊柱的生长形成中，包括营养、外伤等因素造成椎管发育的先天性狭窄致病。大部分开始无症状，到中年后由于脊柱的退行性病变或损伤，从而导致椎管狭窄的症状和体征出现（图 6-53）。

2. 后天性椎管狭窄 后天性狭窄是由于椎间盘突出、椎体增生硬化、椎体滑移，以及后纵韧带、黄韧带钙化肥厚等原因造成椎管狭窄的发生（图6-54）。椎管狭窄的测量见表6-2。

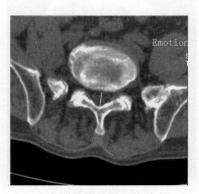 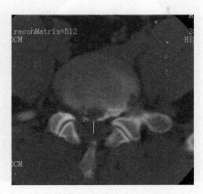

图 6-53　腰椎管狭窄 CT 像　　　　　　　图 6-54　后纵韧带钙化致腰椎管狭窄

表 6-2　椎管狭窄测量

椎管矢状径（mm）	颈椎	腰椎
正常值	13	18
相对狭窄	10 ~ 13	15 ~ 18
狭窄	<10	<15

六、颅脑常见病影像学表现

（一）颅脑外伤

颅脑外伤是由于外力作用于头部而产生不同程度的损伤，常规采用 CT 检查。颅内血肿按照部位分为脑外血肿和脑内血肿，前者又可分为硬膜外血肿和硬膜下血肿。

1. 硬膜外血肿 出血积聚于颅骨和硬膜之间的硬膜外腔内，急性多见（图6-55）。影像学表现：①CT 平扫表现为颅骨内板下梭形或弓形高密度区，边缘锐利、清楚，CT 值为 40 ~ 80HU；慢性血肿往往呈等密度，血肿时间较长甚至出现钙化。骨窗常伴有颅骨骨折，薄层 CT 扫描可见血肿内有气泡影。②MRI 图像上硬膜外血肿形态、范围与 CT 相仿，血肿的信号强度与血肿的期龄和 MRI 机的场强有关。

2. 硬膜下血肿 出血积聚于硬膜和蛛网膜之间的硬膜下间隙内，1/3 伴有骨折，骨折部位常位于血肿对侧，严重者常合并脑挫裂伤和脑内血肿。影像学表现：①CT 平扫表现为颅骨内板下新月形高密度区，血肿范围较广，可超越颅缝，甚至覆盖整个大脑半球；急性硬膜下血肿呈高、低混合密度，常提示有活动性出血。亚急性血肿有时表现为等密度，CT 上仅见占位效应。慢性硬膜下血肿表现为低密度区（图6-56）。②MRI 图像上硬膜下血肿形态、范围与 CT 相仿，血肿的信号强度与血肿的期龄而异，与硬膜外血肿相仿（图6-57，图6-58）。

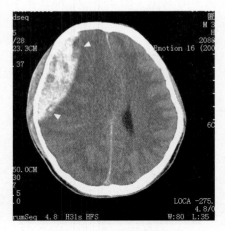

图6-55　急性硬膜外血肿

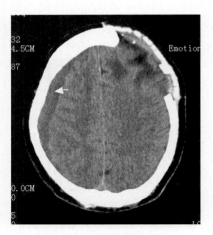

图6-56　慢性硬膜下出血

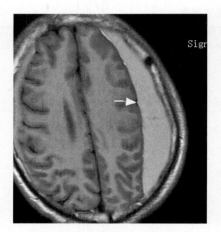

图6-57　硬膜下出血 T_1WI

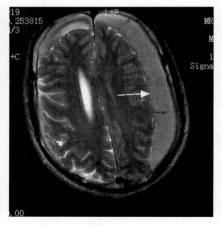

图6-58　硬膜下出血 T_2WI

3. 颅内血肿　颅内出血达一定量即形成外伤性脑血肿。外伤性颅内血肿可发生于外伤后即刻或不久，也常发生在脑挫裂伤基础上，即所谓的迟发性外伤性脑血肿，脑挫裂伤集中出血量达到30mL以上称为血肿。影像学表现：① CT图像上表现为边界不清的局限性高密度影，CT值为70～90HU，占位效应造成的中线结构移位和邻近结构受压程度取决于血肿的大小，血肿可加重周围脑组织的水肿（图6-59）。② MRI超急性期脑血肿含氧血红蛋白期（6小时以内），T_1WI上表现为略低信号，在 T_2WI 上呈现高信号；急性期（12～48小时）脱氧血红蛋白期，在 T_2WI 或 T_2^*WI 上表现为低信号，T_1WI 不变，表现为等或低信号；亚急性早期（3～5天）正铁血红蛋白细胞内期，T_1WI 上血肿从周边向中央逐渐出现高信号，T_2WI 仍表现为低信号；亚急性中期（6～10天）：正铁血红蛋白细胞外期，T_1WI 高信号，T_2WI 上周边向中心逐渐蔓延的高信号；亚急性后期（10天～3周）：正铁血红蛋白为主，周边出现含铁血黄素，T_1WI和 T_2WI 上均为高信号，但在 T_2WI 上血肿周边出现低信号环；慢性期（3周以后）：液化吸收期，周围含铁血黄素沉积，T_1WI 上为低信号，在 T_2WI 上为高信号；周围的含铁血黄素在 T_2WI 上表现为低信号环，如慢性脑内血肿（图6-60），在 T_1WI 上为等信号或略高信号。

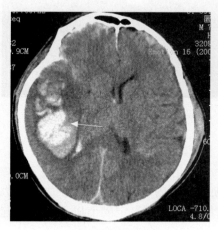

图 6-59　脑内血肿

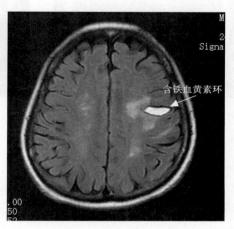

图 6-60　慢性脑内血肿含铁血黄素环形成

（二）蛛网膜下腔出血

临床上将蛛网膜下腔出血分为外伤性和自发性两大类。CT是诊断蛛网膜下腔出血的首选方法，外伤性蛛网膜下腔出血（图6-61）是指颅内血管破裂后血液进入蛛网膜下腔，常伴有硬膜下血肿及脑挫裂伤；自发性蛛网膜下腔出血常由于脑底动脉环或大脑中动脉囊性动脉瘤破裂出血进入蛛网膜下腔，起自前交通支动脉多见，占30%～35%。自发性蛛网膜下腔出血CTA检查常能发现脑动脉瘤（图6-62，图6-63，图6-64）。

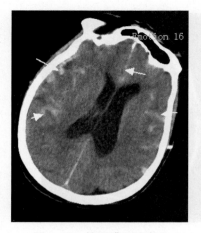

图 6-61　蛛网膜下腔出血

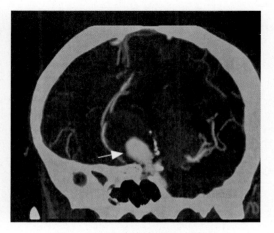

图 6-62　脑动脉瘤 MIP 冠状位

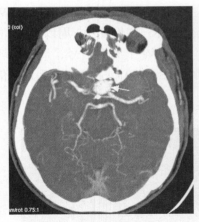

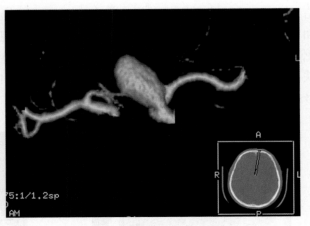

图 6-63　脑动脉瘤 MIP 图　　　　　　图 6-64　脑动脉瘤 VR 图

（三）脑梗塞

局限性脑缺血引起该供血区梗死即局限性脑梗塞。颈内动脉或其分支，大者如大脑中动脉等，小者如豆纹动脉等，发生快速脑血流量减少达到一定阈值以下时，引起脑梗塞。

1. 超急性期（6 小时以内）　① CT 表现：常无异常发现，偶有显示间接征象：如脑动脉高密度征（一段脑动脉的密度高于同一支动脉的另一段或其他动脉的密度）；② MRI 表现：超急性期主要为细胞毒性脑水肿，整个缺血区的含水量并未增加，只是细胞内外的含水量发生变化，故常规序列可无异常，只有能显示水分子 Brown 运动的弥散加权成像（DWI）才能显示异常，此时，细胞内水分子增加、细胞肿胀、细胞外间隙变小，即细胞外水分子减少，水分子在细胞内的 Brown 运动慢于细胞外，即水分子在细胞内的近似弥散系数（ADC）小于细胞外者，从而整个超急性脑梗死区水分子 Brown 运动减低，ADC 变小，DWI 呈高信号，PWI 为低灌注状态（图 6-65，图 6-66，图 6-67）。

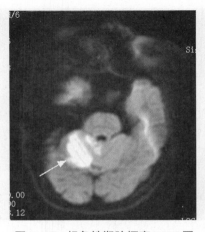

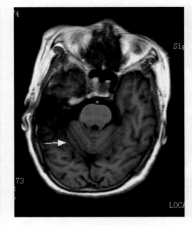

图 6-65　超急性期脑梗塞 DWI 图　　　图 6-66　超急性期脑梗塞 T_1WI 像

2. 急性期（6～72 小时）　①CT 表现：可显示脑梗死的三种阳性征象：脑动脉高密度征、局部脑肿胀和脑实质密度减低；②MRI 表现：T_1WI 呈低信号，T_2WI 呈高信号，Flair 呈高信号，其病理基础为血脑屏障（BBB）受损所致血管源性水肿、梗死细胞的解体和细胞程序性死亡，造成细胞外间隙增大和含水量增加；DWI 及 PWI 同超急性期；但 PWI 有时因血管再通，可显示过度灌注的表现，为反应性充血所致（图 6-68，图 6-69，图 6-70）。

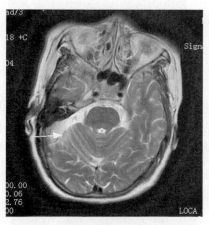

图 6-67　超急性期脑梗塞 T_2WI 像

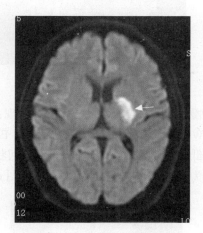

图 6-68　急性脑梗塞 DWI

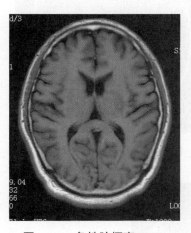

图 6-69　急性脑梗塞 T_1WI

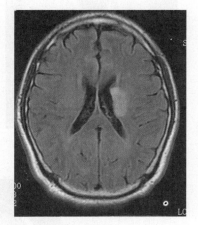

图 6-70　急性脑梗塞 T_2WI Flair

3. 亚急性期（3 天～2 周）　①CT 表现：显示与动脉供血区相对应的低密度灶，界限也较急性期更加清楚；不过此期相对于急性期或慢性期，发生出血性梗死的概率最高。②MRI 表现：T_1 低信号，T_2 及 Flair 成像高信号。其病理生理基础与急性期相仿，为血管源性脑水肿；脑动脉流空现象消失可以持续存在，增强扫描出现脑实质呈脑回状强化。DWI：梗死区等信号或高信号；PWI 灌注低下，周边区域因新生血管长入和充血而呈过度灌注的表现（图 6-71，图 6-72）。

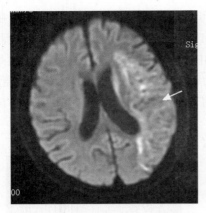

图 6-71　亚急性脑梗塞 DWI

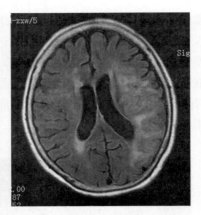

图 6-72　亚急性脑梗塞 T₂WI

4. 慢性期（2 周以后）　①CT 表现：平扫表现为边界清楚的低密度灶。② MRI 表现：T₁WI 呈低信号，T₂WI 呈高信号，Flair 成像早期慢性脑梗死高信号，晚期慢性脑梗死则呈低信号；增强扫描可以出现脑回状强化。DWI：梗死区显示为等或低信号，ADC 图显示为亮区，PWI 显示灌注缺损（图 6-73，图 6-74，图 6-75）。

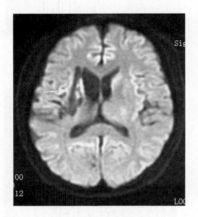

图 6-73　慢性脑梗塞 DWI

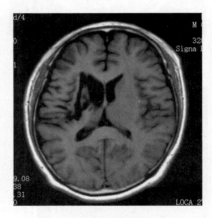

图 6-74　慢性脑梗塞 T₁WI

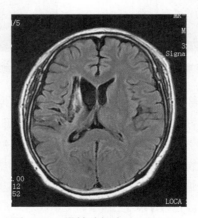

图 6-75　慢性脑梗塞 T₂WI　Flair

第七章　其他辅助检查 ▷▷▷▷

第一节　超声检查

超声检查属超声诊断学的范畴，是一门以电子学与医学工程学的最新成就和解剖学、病理学等形态学为基础，并与临床医学密切结合，既可非侵入性地获得活性器官和组织的精细大体断层解剖图像和观察大体病例形态学改变，又可使用介入性超声或腔内超声探头深入人体内获得超声图像，从而使一些疾病得到早期诊断的新兴学科。

超声波（ultrasound wave）属声波的一种，为机械振动波，其振动频率超过人耳听觉阈值上限（20000Hz）。超声波检查是通过探头向人体内发射超声波，接收并记录由体内各种不同器官、组织界面所反射、散射或透射的超声信号，将不同信号放大和信息处理后形成图形、曲线或其他数据，借此进行疾病诊断的检查方法，亦称超声成像。在过去的半个世纪里，超声诊断的进展非常迅速，随着声学理论的深入、计算机技术的发展，使超声诊断取得了前所未有的进步。从早期的 A 型（amplitude mode）、M 型（motion mode）一维超声图像、B 超二维图像，演进到动态实时三维成像；由黑白灰阶超声成像发展到彩色血流显像、谐波成像、组织多普勒成像等新型成像技术和各项新的超声检查技术（如腔内超声检查、器官声学造影检查、介入超声）逐渐应用于临床。目前超声诊断已成为一门成熟的学科，不仅能观察形态，而且能检测人体脏器功能和血流状态，在临床诊断与治疗决策上发挥着重要作用，成为医学影像学中的重要组成部分。

本节简要介绍与针灸、推拿诊疗较密切的常见颈部、腹部超声学、肌骨超声学特点。

一、颈部超声

20 世纪 80 年代彩色多普勒（color doppler flow imaging，CDFI）的兴起，可以更形象化的显示颈部血管内血流信号和充盈情况，为临床提供了丰富的血流动力学信息，成为目前诊断颈部血管疾病和选择治疗方案的重要方法，被临床医师广泛采用。

（一）超声检查观测内容

1. 血管走行、管腔有无扩张或狭窄。
2. 内膜厚度、回声、是否光滑。
3. 管腔内有无异常回声。

4. 血流动力学改变。

5. 疗效评价。

（二）颈动脉超声检查的适应证

1. 颈动脉粥样硬化症，包括颈动脉狭窄、闭塞。

2. 椎动脉病变，如椎动脉狭窄、闭塞，锁骨下动脉盗血综合征等。

3. 动脉炎，如多发性大动脉炎、血栓闭塞性脉管炎等。

4. 颈动脉栓塞和血栓等。

5. 颈动脉术后的观察随访，如颈动脉支架、内膜剥脱术后的长期临床随访观察等。

（三）颈动脉超声的检查方法

患者仰卧位，颈后置一低枕，头略向后仰，偏向检查对侧。多选线阵探头，频率 5 ~ 7.5MHz，但起始部位置较深，可选用 3.5 ~ 5MHz 凸阵探头，沿血管体表投影位置，依次检查，记录血管走行、管径、内膜厚度、斑块大小、位置，回声剂血流情况。多普勒检查时尽量减小声束与血流方向夹角，CDFI 检查时，Scale、Gain、Filter 不要过高或过低。取样门占管腔的 1/3 ~ 2/3，颈总动脉测量点应在分叉下 1 ~ 2cm 处，颈内动脉应在分叉上 1cm 处。

（四）诊断标准

1. 正常颈动脉超声声像图

（1）二维超声表现　超声能够清晰地显示血管的形态结构。正常颈动脉内径左右两侧大致相等。颈动脉壁分为三层：内膜、中膜、外膜。内膜层超声显示为中等回声，显示的是血管内膜及其与血管腔间的界面回声；内膜与外膜间的间质层呈低回声或无回声；外膜层为强回声。内膜薄、平整与外膜平行。血管内血液呈无回声，可见动脉管壁的搏动。颈动脉超声二维图像上测量颈总动脉、颈内动脉及颈外动脉的内径、内 – 中膜的厚度（IMT）（内膜内表面至中膜外表面的厚度）。IMT<0.8mm 为正常，IMT>0.8mm 为异常。当 IMT>1.3mm，则为硬化斑块形成。有报道显示，通常颈总动脉 IMT<1mm，分叉处 IMT<1.2mm。二维超声可观察血管的走行、管腔及管腔内的形态有无异常。

（2）彩色多普勒超声表现　正常颈动脉彩色血流显示管腔血流充盈良好，管腔中央血流流速高，血流信号色彩明亮。靠近管壁血流流速偏低，颜色较中央暗淡。在整个心动周期中，颈动脉的彩色血流显示为稍有变化、忽明忽暗的彩色血流。颈动脉分叉部血管管径局限性膨大，可以出现轻度湍流，彩色多普勒检查表现显示为颜色不一的紊乱血流。

（3）频谱多普勒超声表现　正常颈动脉血流动力学根据血管供应的组织不同有所区别。正常颈总动脉频谱多普勒超声表现为收缩期双峰、舒张期持续、正向血流的特征。颈外动脉供应颜面部、分支多、循环阻力大，表现为高阻力型血流。收缩期峰值频移曲线上升速度快，呈尖峰状，加速度时间短，减速舒张期血流阻力大，舒张期正向血流速度低于颈内动脉。颈内动脉供应颅内血流，颅内动脉有丰富的动脉吻合支，血流阻力小，呈低阻力型频谱。表现为收缩期血流之后出现一个较高流速的舒张期持续、正向血流。

2. 正常椎动脉超声声像图

（1）二维超声表现 扫查至颈动脉分叉部时，探头向后外方移动，显示两个横突的低回声后寻找两个横突孔间的椎动脉。椎动脉内膜光滑，壁呈弱、等回声，腔内呈无回声。椎动脉颅外段分三段：长轴触面可以清晰显示从锁骨下动脉的起始部至第 6 颈椎的椎动脉近段；椎动脉入横突孔内为椎动脉中段；寰椎段为椎动脉的远段。

（2）彩色多普勒超声表现 椎动脉纵触彩色血流显示管腔血流充盈良好，管腔中央血流流速高，色彩明亮。中段椎动脉血流表现为节段性规则的血流信号。

（3）频谱多普勒超声表现 大多数情况下，椎动脉是低阻型动脉，多普勒波形表现为收缩期缓慢上升的血流频谱，明显舒张期正向血流和宽频带。94%～96%的患者椎动脉颅外段超声可以清晰显示。

3. 颈动脉硬化性病变 本病病理变化主要是动脉内膜类脂质的沉积，逐渐出现内膜增厚、钙化、血栓形成，致使管腔狭窄、闭塞。颈动脉狭窄程度的判断标准是颈动脉狭窄程度的超声测量，方法有形态学法和血流动力学指标法。形态学包括直径狭窄率和面积狭窄率；血流动力学指应用多普勒频谱测量估测狭窄率。内径狭窄百分率的测定通常采用血管长轴的二维及彩色多普勒血流图像作为测量触面。内径狭窄率＝[（D1-D2）/D1]×100%，D1：狭窄处原始管腔的内径，D2：狭窄最严重部位的管腔残余内径。面积狭窄率的测定：横触血管显示最狭窄处的血管短轴。面积狭窄率＝[（A1-A2）/A1]×100%，A1：狭窄处原始管腔的横截面积，A2：狭窄最严重部位的管腔残余的横截面积。颈动脉狭窄分度（根据面积法）：40%～60%为轻度狭窄；61%～80%为中度狭窄；81%～99%为重度狭窄；闭塞。因为颈内动脉供应颅内血供，所以目前对颈内动脉的研究较多。

4. 椎动脉硬化的超声诊断 大多数由于动脉粥样硬化或多发性大动脉炎所致，好发部位为椎动脉起始部。二维图像表现：椎动脉硬化，管腔会变细，内膜粗糙，不同程度的增厚，管腔内见大小不等的强回声或低回声斑块。当狭窄明显时，对侧常代偿性增宽。彩色多普勒图像表现：彩色多普勒超声显示狭窄处的椎动脉彩色血流颜色明亮，管腔变窄，较二维图像显示的管腔内径窄。当椎动脉完全闭塞时，无彩色血流显示。椎动脉完全闭塞后，可有侧支循环建立。频谱多普勒超声声像图表现：收缩期峰值流速加快，频带增宽；狭窄远端呈低速圆钝的频谱。对侧椎动脉代偿后增宽，血流速度加快。当椎动脉完全闭塞时，也不能测及血流频谱。椎动脉完全闭塞后，可有侧支循环建立，在椎动脉远端仍可见低速的血流信号。椎动脉狭窄的诊断要点：

（1）椎动脉狭窄处管径变细，对侧椎动脉内径代偿性增宽。

（2）椎动脉狭窄处彩色血流内径变细。

（3）椎动脉狭窄处收缩期峰值流速增快，狭窄远端呈低速血流频谱。

5. 锁骨下动脉盗血综合征（subclavian steal syndrom） 是指椎动脉起始部近侧段锁骨下动脉或无名动脉狭窄或闭塞后，对侧椎动脉血流经过基底动脉反流至患侧椎动脉重新组成患侧锁骨下动脉远侧段的供血。锁骨下动脉或无名动脉狭窄引起的患侧椎动脉反流可分为四级：

0 级：无椎动脉反流。

1 级：收缩期最大血流速度降低。

2 级：椎动脉双相血流。

3 级：椎动脉完全的反流。

0 ~ 2 级表明锁骨下动脉或无名动脉无严重狭窄，3 级提示有重度狭窄或闭塞。

在实际工作中，如果发现椎动脉有反流，应该进一步检查患侧锁骨下动脉或无名动脉，即使右侧无名动脉和左锁骨下动脉起始部无法直接检查，也可以提示椎动脉反流一侧的相应部位狭窄或闭塞。在另一种情况下，即双侧肱动脉血压差 >2.6 ~ 4.0kPa（20 ~ 30mmHg）、桡动脉搏动减弱或消失时（无脉症），多普勒超声发现锁骨下动脉、无名动脉狭窄或闭塞，那么，一定要再检查椎动脉以明确是否有锁骨下动脉盗血综合征。

颈部血管超声检查方便快捷、无创伤，可迅速提供颈部血管解剖学信息和血流动力学改变，主要应用有以下几个方面：

（1）有效显示颈动脉。

（2）鉴别是否有无回声斑块和低回声斑块。

（3）了解狭窄引起的血流动力学改变。

（4）确定斑块表面的溃疡。

（5）确定颈动脉狭窄的程度。

（6）评价疗效。

二、腹部超声

腹部主要有肝、脾、胰腺等实质性器官，具有良好声学传导和反射性质，超声检查能够显示其周边及内部结构形态，以往以二维实时超声检查为主，近年来由于实时超声成像仪应用的改进和提高，介入性超声及彩色多普勒成像和超声血管造影法的应用，更提高了超声对腹部脏器疾病诊断和鉴别诊断的价值。超声已成为腹部脏器器官体检、诊断首选的影像诊断法之一。

（一）主要腹部器官超声特点

1. 肝脾 肝上界位于 5 ~ 6 肋间，下缘位于剑下 <5cm 肋下不超过右肋缘；肝左叶前后径 <6cm，上下径 <8cm；右半肝最大斜径 <14cm，前后径 <10cm；门静脉主干内径 <1.3cm。脾最大长径 <10 ~ 11cm，厚度 <4.0cm。

2. 胆囊与胰腺

（1）胆囊 长径 <7cm，前后径 <4cm，胆总管内径 <0.6cm。胆囊壁厚度 <0.3cm，光滑完整，囊内呈无回声，后方回声增强。

（2）胰腺 头、体、尾厚度分别为 3cm、2cm、2cm，主胰管内径 <0.2cm，胰腺实质光点回声均匀致密，边界整齐。

3. 泌尿及男性生殖系统

（1）肾脏 长 10～12cm，宽 5～6cm，厚 3～4cm，皮质呈低回声，中央为集合系统，呈均匀点状强回声，后者占肾宽度的 1/2～2/3。

（2）膀胱 横触面呈圆形或椭圆形，膀胱壁为明亮回声光带，呈连续性，光滑完整；中心部分为无回声区。

（3）前列腺 大小约 2cm×3cm×4cm，呈倒三角形，包膜完整光滑，内部回声为均匀细小光点。

（二）腹部常见疾病超声特点

1. 肝硬化 有小、亮、厚三大特点。肝脏触面形态失常，一叶或多叶缩小呈"蝙蝠肝"（小）；回声异常，肝面光带凹凸不平，内部回声明显增强、增粗，呈"明亮肝"（亮）；门脉高压征象：门静脉内径 >1.4cm，脾静脉内径 ≥ 1.0cm，脾厚 >4.0cm（厚）。腹水征可阳性（腹内游离液性暗区）。

2. 脂肪肝 肝脏轻或中度均匀增大。回声增多、增强，亦呈"明亮肝"。无门脉高压征象。

3. 原发性肝癌 肝脏非均匀性增大；肝内出现实体肿块影，1～2cm 可显示。周围组织受压迫改变。

4. 肝囊肿 肝内单发或多发圆形无回声区；其壁菲薄、光滑、整齐。囊肿后壁回声增强。

5. 肝脓肿 肝内低回声或无回声区，内含可随体位移动的光点或光团。病变周围轮廓欠清晰、不规则，但无肝癌液化时实质性回声增强影像。

6. 胆囊结石 囊内强回声光斑或光团（结石），光斑或光团后方伴声影，光斑或光团随体位改变而移动。

7. 急性胆囊炎 胆囊均匀增大，囊壁增厚欠光滑，囊内可见稀疏光点回声。

8. 慢性胆囊炎 可呈现急性胆囊炎表现，亦可见胆囊萎缩或增大，伴胆囊内积水。常伴囊内结石。

9. 超声对阻塞性黄疸定位诊断 胆总管扩张提示胆管下端梗阻，肝内胆管及左右肝管扩张而胆总管正常提示肝门部梗阻，胆管、胰管均扩张提示十二指肠壶腹部梗阻，仅胆囊肿大，肝内外胆管正常提示胆囊管阻塞。一般情况下，胆囊大提示下端胆道梗阻，否则为上端梗阻。

（三）腹部超声诊断意义

腹部超声对中、晚期肝硬化有非常重要的诊断意义，但早期肝硬化无特殊意义。对早期"小肝癌"的确诊率可达 90% 以上，应首先选用。对阻塞性黄疸有定位意义，对胆道、泌尿系统结石诊断价值可靠，对泌尿系统肿瘤、胰腺病变有参考价值，对肝脓肿诊断及治疗性穿刺意义重大。

三、肌骨超声

肌骨超声是近年新兴的一种诊断肌骨等疾病的超声诊断技术，通过专用高频超声探头（12～5MHz、18～5MHz）对人体肌肉、软组织及骨骼病变等疾病进行诊断，且效果卓越。相比传统的检查方法，如 X 线、CT、MRI（核磁共振）等，肌骨超声除具有无创、无辐射、无禁忌证、价廉等诸多优势之外，还能够对肌肉、肌腱的运动进行实时动态观察。

第二节　肌电图检查

肌电图（electrmyography，EMG）是通过检测神经和肌肉的电活动，以对神经和肌肉疾病进行诊断的一种方法。肌电图包括针极肌电图、神经传导检查、重复刺激、反射检查等。

肌电检查的内容包括直接记录肌电图（EMG）、刺激神经记录肌肉诱发电位（MCV、SCV、重复电刺激）、记录各种反射活动（牵张反射、屈肌反射、H 反射等）。

肌电检查主要应用于区别神经元性肌萎缩及肌源性肌萎缩，有助于各类神经肌肉疾患的鉴别诊断，以及为进行性肌营养不良症提供鉴别诊断；确定神经损伤和神经压迫征的存在，判定损伤的程度和部位，判定神经再生以估计预后；诊断耳源性原因引起的周围面神经麻痹，判定损伤程度及恢复情况；区别神经元性受损或肌源性受损引起的麻痹性斜视，分析眼肌功能；研究咀嚼肌的功能；可测量膀胱括约肌的功能；有助于子宫肌功能的研究；在针灸和针麻机制的研究中帮助针灸、针麻、药物药理的研究工作提供有用的数据，在药物、药理的研究中提供有用的方法；分析运动时肌肉的作用、力量、疲劳。

一、针极肌电图

针极肌电图一般是指用同心圆针电极记录的运动单位电位。检查时将同心圆针电极记录的电活动经放大器放大后显示于显示器上进行观察，同时转换成声音由扬声器监听。现多用计算机装置进行定量分析，并可用磁盘做永久性记录。正常肌电图表现有：

（一）肌肉完全松弛下的肌电图

插入电位是在肌肉完全松弛状态下，针电极插入肌肉内的瞬间所形成的电位，在扬声器上可听到短暂清脆的声响，用慢速扫描可以记录到电位的持续状态，一般持续300ms 左右。

静息电位是肌肉完全松弛状态下的电位，其在肌电图上表现为一条直线，无电位的活动。

终板电位是针电极插入肌纤维的终板区所记录到的电位，其波形单相或双相，电位的开始一定是负相。时限多在 1～2ms，波幅一般小于 100μV，在扬声器上可听到海啸样声响。

神经负电位是针极插入末梢神经记录到的自发电位，其波形双相，但第一相为负相，时限多在 2ms 以内，波幅多高于 200μV。

（二）肌肉轻度收缩状态下的肌电图

肌肉轻度收缩状态下记录的是一个运动神经元所支配的一群肌纤维兴奋所产生的电位，称运动单位电位。波形多为 2～3 相，5 相以上（包括 5 相）为多相，多相电位一般不超过 15%；其时限常在 5～15ms 之间；波幅可在 100 至数千 μV 之间。但由于年龄的不同，运动单位电位的时限常有差异，年龄越大其时限越宽。另外，不同部位的肌肉其运动单位电位的时限和波幅亦不同，如面部的肌肉时限短、波幅低，四肢的肌肉时限长、波幅高。为了准确评定运动单位电位的波形、时限和波幅，常需每块肌肉测定20 个以上的运动单位电位各项参数，再取平均值作为正常值的标准。

（三）肌肉重度收缩状态下的肌电图

肌肉重度收缩时，几乎全部运动单位电位都参加了活动，运动单位电位重叠为干扰相，无法辨认单个运动电位。其波幅常在 2～5μV 之间。

二、神经传导检查

神经传导检查是测定神经传导功能的一种方法，主要是研究周围神经的运动或感觉兴奋传导的功能。

（一）运动传导速度

刺激周围神经的某个部位，在该神经支配的远端肌肉产生一个肌肉复合动作电位即M 波。在一个神经干的两个不同部位进行刺激，如在正中神经的腕部刺激，经过一定的潜伏期后可在大鱼际肌处记录到一个 M 波，然后再进行肘部刺激，经过较长的潜伏期后，在大鱼际肌又得到一个 M 波，测定两点之间的距离，然后以两个潜伏期的差去除该段距离，就得出这一段运动神经的传导速度。

（二）感觉神经传导速度

用环状电极刺激手指或足趾，在相应的神经近端如腕部或踝部记录动作电位，为顺向法；相反，在近端如腕部或踝部刺激，在相应的远端手指或足趾记录，为逆向法。用传导时间去除相应的距离，就得出该神经的感觉传导速度。一般正常人上肢的平均传导速度多在 60m/s 左右，下肢的平均传导速度多在 50m/s 左右。传导速度又与温度关系密切。神经传导速度减慢多提示周围神经脱髓鞘病变，动作电位的波幅低多提示轴索的损害。

三、重复刺激

重复刺激（repetitive stimulation）是指给予神经不同频率的连续电刺激，观察诱发肌肉动作电位波幅变化的一种检查方法。电刺激频率 1 ~ 50Hz 不等，低频刺激常用 2 ~ 3Hz，高频刺激常用 20 ~ 30Hz。在正常情况下，不同频率的电刺激所诱发的肌肉动作电位波幅稳定，没有明显的变化。如果在低频刺激时，开始 4 ~ 5 个反应的电位波幅逐渐降低至少达 10% 以上为衰减阳性，多见于重症肌无力患者；如果给予低频刺激时肌肉动作电位波幅进行性递减，当给予高频刺激时，则先出现低幅的反应，随后波幅逐渐升高至 2 ~ 20 倍，多见于肌无力综合征患者。

四、反射检查

H 反射（Hoffman reflex）是指刺激胫神经，在腓肠肌可以记录到一个肌肉动作电位为 M 波，这是刺激胫神经的运动纤维出现的肌肉反应。经过一定的潜伏期（大约 30ms）又出现一个较小的动作电位，称 H 波，这是电冲动沿 Iα 类感觉传入纤维进入脊髓，在直接由 α 运动神经元发出冲动沿着胫后神经的轴突下传引起肌肉再一次收缩，是一种单突触反射，故称 H 反射。H 反射的阈值比较低，当刺激强度低于引起明显的 M 波的强度时容易引出，在超强刺激时 H 波下降以至消失。H 反射可以提供整个输入和输出通路的神经传导信息，可用于检测各种周围神经病。

F 反应（F reponse）或 F 波（F wave），当刺激运动神经后，神经冲动沿运动神经纤维逆向传导，触发了运动神经元，使运动神经元发出离心性冲动，再传出至效应肌肉引起此波。因此 F 波潜伏期包括动作电位逆向传导上升到脊髓前角细胞所引起的时间和从前角细胞到肌纤维的顺向传导时间。测量 F 波潜伏期时间，可从记录的一系列 F 波中取最早、重复出现的电位计算，也可计算 10 ~ 20 个连续 F 波的平均潜伏期。临床应用时上肢多测定正中神经和尺神经，其 F 波潜伏期多不超过 31ms；下肢多测定腓神经，其 F 波潜伏期多不超过 58ms。但要注意年龄和肢长引起的变化。F 波能够反应近端运动神经的病变，可用于遗传性运动感觉神经病、格林 – 巴利综合征、糖尿病性神经病、尿毒症性神经病、臂丛和根性神经病以及其他周围神经疾病的诊断。

第三节　脑电图检查

脑电图（electroencephalogram，EEG）是用来检测脑生物电活动的电生理技术，通过测定自发的有节律的脑生物电活动来了解脑功能状态。脑电图的基本参数包括频率、波形、波幅及相位等。EEG 主要用于癫痫的诊断、分类及病灶的定位；还可用于脑炎、中毒性或代谢性等各种原因引起的脑病的辅助诊断；有助于鉴别器质性或功能性脑部病变、弥漫性或局限性脑损害；也有在偏头痛、睡眠障碍、阿兹海默病、脑梗死等神经系统常见疾病的诊断或预后判断方面的应用。

一、脑电图的电极放置

目前国际脑电图学会建议采用国际 10-20 系统电极放置法。该方法将电极的排列与头颅大小及形状相适应，电极名称与脑解剖分区相一致。一般放置 21 个电极，可根据需要增减电极。电极可采用单级或双极链接方式。临床应用时也有一些特殊电极，如蝶骨电极、鼻咽电极和深部电极。

（一）蝶骨电极

将不锈钢针灸针作为电极，在颧弓下 2mm、耳屏间触迹前 3cm 相交处的凹陷中，垂直刺入 4～5cm 进行记录。与常规方法相比，该方法可明显提高癫痫的脑电图诊断阳性率，对脑瘤、脑病、精神病及偏瘫的诊断也有帮助。

（二）鼻咽电极

主要用于检测额叶底部和颞叶前内侧的病变，但易受呼吸和吞咽动作影响，而且患者鼻黏膜麻醉后仍感不适，鼻中隔偏曲患者难以插入等均限制了该技术的广泛应用。

（三）深部电极

通过立体定位、神经导航或徒手等将电极置入颞叶内侧的海马、杏仁核等较深部位进行脑电活动记录。主要用于无创影像及常规脑电图等检查仍难以定位的癫痫患者的诊断及术前定位，属非常规的检测方法，其主要并发症是出血和感染。

二、脑电图的描记与诱发

脑电图检查环境应保持温暖，应在安静、闭目、觉醒或睡眠状态下进行记录。为了提高异常脑电图的阳性率可采用诱发试验。

（一）过度换气

检查时嘱患者加快呼吸频率和深度，频率一般为 20～25 次 / 分，持续时间通常为 1～3 分钟，可引起患者短暂性呼吸性碱中毒，使常规检测中不易记录到的、不明显的异常心电图变得明显。描记到痫样放电、节律异常、不对称性反应均应视为异常。进行过度换气诱发试验时，应随时观察患者有无头痛、肢端麻木等症状或不适，一旦出现痫性放电的脑电图，应立即停止过度换气试验，避免患者癫痫发作。过度换气后出现额、

中央或全头部出现 θ 波、δ 波，称为慢波建立，在儿童可视为正常反应，在成人则应视为异常。

（二）闪光刺激

检查时将闪光刺激器置于受检者眼前 20～30cm 处，调节刺激器发出 2～60Hz 不同频率的闪光刺激，一般可按 2Hz、4Hz、8Hz、10Hz、12Hz、14Hz、16Hz、18Hz、20Hz、60Hz、50Hz、40Hz、30Hz 的刺激顺序进行，每个频率的闪光刺激时间为 5s，各频率之间的间隔在 7s 以上，分别在睁眼状态、闭眼状态及合眼状态下进行刺激，观察脑电图有无变化。闪光刺激是 EEG 的常规检查项目之一，特别是对光敏性癫痫具有重要的临床价值

（三）睡眠诱发试验与睡眠剥夺

睡眠诱发试验通过自然或药物引起睡眠诱发脑电图异常，一般需进行整个睡眠过程或 24h 脑电图实时记录。主要用于清醒时脑电图正常的癫痫患者、依从性差的婴幼儿或精神异常患者等。睡眠剥夺则是要求受试者 24～26h 不睡眠（儿童可 1～5h 不睡眠）后，在患者清醒的过程下观察脑电图有无变化。睡眠诱发试验和睡眠剥夺均可提高 EEG 检查的阳性率，睡眠诱发试验可能更易检出弥漫性异常和痫样放电；而睡眠剥夺可能易检出局灶性异常。

三、正常脑电图

（一）正常成人脑电图

正常成年人在清醒、安静、闭眼放松的情况下，脑电的基本节律为 8～13Hz 的 α 节律，波幅为 20～100μV 的正弦波，睁眼、外界刺激、思维活动时消失，闭眼后又恢复，主要可在大脑半球后部（枕部和顶叶、颞叶后部）记录到这种脑电波。睁眼时可以见到 β 波，频率为 14～30Hz，波幅为 5～20μV，主要分布在大脑半球的前部（额叶和颞叶）。正常成年人在大脑半球前部可见少量 4～7Hz 的 θ 波，困倦时可出现较多的 θ 波。频率在 4Hz 以下称为 δ 波，清醒状态下的正常成年人几乎没有这种波，但入睡后可出现，随着睡眠由浅入深逐渐增多。频率 8Hz 以下的脑电波（θ 波和 δ 波）属于慢波。

（二）儿童脑电图

儿童脑发育随着年龄不断成熟，其脑电图也从频率慢、不规则、不对称、波幅低、不稳定、无光反应逐渐频率变快、规则、对称、波幅变高、稳定，出现光反应。新生儿脑电图主要为不规则的 0.5～2Hz、15～50μV 的 δ 波和 θ 波。婴儿期脑电波为稳定、对称的 2～6Hz、20～50μV 的慢波。幼儿期以 30～50μV 的 θ 波占优势。学龄前期脑电图特点是 7.5～8Hz、50～100μV 的 θ 波和 α 波，是从 θ 节律到 α 节律变化的时

期。学龄期儿童脑电图以 8 ~ 11Hz、40 ~ 120μV 的 α 波占优势。青春期后脑电图逐渐接近于正常成人。

（三）睡眠脑电图

根据睡眠时眼球运动和肌情况可分为非快速眼动相（non-rapid eye movement，NREM）和快速眼动相（rapid eye movement，REM）。NREM 可分为 4 期：Ⅰ期，是由清醒向睡眠过渡的阶段，α 节律逐渐消失，被低波幅的 2 ~ 7Hz 慢波取代，在顶心区可自发或因外界刺激引起出现高波幅、双侧对称的负相波被称为"V"波。Ⅱ期（浅睡期），在低波幅脑电波的基础上大脑半球同步出现睡眠纺锤波（12 ~ 14Hz），感觉性刺激可引出 K- 复合波。第Ⅲ、Ⅳ（深睡期），第Ⅲ期出现高波幅 δ 波，但其描计比例在 20% ~ 50% 以上；第Ⅳ期 δ 波占优势，比例达 50% 以上。NREM 第Ⅳ期后开始进入 REM，变为以低波幅 θ 波和间歇出现的低波幅 α 波（比清醒时 α 波慢 1 ~ 2Hz）的混合频率脑电图。

四、异常脑电图

（一）弥漫性慢波

弥漫性慢波是常见的异常表现，可见于各种原因所致的缺氧性脑病、弥漫性脑病、中枢神经系统变性病、脱髓鞘性脑病等。

（二）局灶性慢波

局灶性慢波由局部脑实质功能障碍所致，可见于局灶性癫痫、局灶性硬膜下或硬膜外血肿、脑脓肿等。

（三）三相波

三相波一般为频率 1.3 ~ 2.6Hz、中至高波幅的负 – 正 – 负或正 – 负 – 正波，可见于肝性脑病以及其他原因引起的中毒代谢性脑病。

（四）癫痫样放电

50% 以上患者在癫痫发作间期可记录到癫痫样放电，不同类型的放电提示不同的癫痫综合征。棘波：突然发生一个持续 20 ~ 70ms 的电活动，可为双相或三相，主要成分为负相，波幅不定，如某一电极处出现棘波，提示临近可能有致痫灶。尖波：突然发生一个持续 70 ~ 200ms 的电活动，主要成分为负相，波幅不定，当电极局部出现尖波，提示附近可能有癫痫病灶。棘慢复合波或尖慢复合波：棘波或尖波后继之以一个慢波，称为棘慢复合波或尖慢复合波，可见于局灶性或弥漫性癫痫病灶。3Hz 双侧对称高波幅棘慢复合波提示失神小发作，过度换气可诱发。多棘波和多棘慢复合波：2 个以上棘波呈节律性出现，称为多棘波，多棘波后继以慢波为多棘慢复合波；通常伴有肌阵挛，见于全身性癫痫。高幅节律：为高波幅、不对称、不同步慢波，杂以尖波、棘波发放，然后有一电活动静止期。高幅节律脑电图见于婴儿痉挛。

第四节　诱发电位检查

诱发电位（evoked potenial，EP）是神经系统在感受体内、外刺激时产生的生物电活动。绝大多数诱发电位波幅在 0.1～20μV，被湮没在波幅 25～80μV 的自发脑电活动或各种噪声中，必须重复刺激，根据刺激与电活动的固定时间关系锁定诱发电位。诱发电位检测技术用于了解神经系统功能状态，目前可检测躯体感觉、视觉和听觉等感觉通路、运动通路以及认知功能。

一、视觉诱发电位

视觉诱发电位（visual evoked potential，VEP）是对视神经进行视觉刺激时，经头皮记录的枕叶皮质产生的电活动。VEP 用于客观视力评价，可为视通路病变提示早期视神经损害程度。VEP 最常用的检测方法有模式翻转 VEP 和闪光刺激 VEP。模式翻转 VEP 波形简单，易于分析，阳性率高且重复性好；闪光刺激 VEP 受视敏度影响小，用于 PRVEP 检测不能合作者。模式翻转 VEP 采用模型图像黑和亮成分互补替代刺激，记录到电活动是由负 - 正 - 负组成的三相复合波，分别按各自的平均潜伏期命名为 N75、P100 和 N145、P100 是分析 VEP 时最常用的波形。VEP 异常的判断标准：①潜伏期 > 平均值 +3SD；②波幅 <3μV 以及波形分化不良或消失；③两眼间 P100 潜伏期差值 >15ms，VEP 主要受视力、性别和年龄影响。

二、脑干听觉诱发电位

脑干听觉诱发电位（brainstem auditory evoked potential，BAEP）指一定强度的声音刺激后，经头皮记录的听神经及脑干听觉通路的电位。BAEP 不受受检者意识或配合度的影响。正常 BAEP 由依次以 Ⅰ～Ⅶ 命名的 7 个波组成，Ⅰ 波源于蜗神经，Ⅱ 波源于耳蜗神经核及听神经颅内段，Ⅲ 波源于上橄榄核，Ⅳ 波源于外侧丘系核团，Ⅴ 波起源于下丘中央核团，Ⅵ 波起源于内侧膝状体，Ⅶ 波起源于丘脑皮层投射区。BAEP 主要用于客观评价听力，如脑血管病、颅脑外伤、精神分裂症、老年性痴呆、婴幼儿听力障碍或损伤的诊断；可反映脑干功能的动态特性，如脑桥小脑角肿瘤听觉诱发电位变化可早于 CT 改变；还用于脑死亡的诊断和手术监护等。BAEP 检测时多采用单耳短声刺激，刺激频率 10～15Hz，刺激强度 50～80dB，持续时间 10～20ms。记录电极置于 Cz，参考电极置于耳垂。BAEP 异常判断标准：①各波潜伏期延长 > 平均值 +3SD，和（或）波峰间期延长 > 平均值 +3SD；②波形消失或波幅 Ⅰ / Ⅴ 值 >200%；③Ⅰ、Ⅲ、Ⅴ 波消失或分化不良；④两耳潜伏期和波幅明显不对称。

三、躯体感觉诱发电位

躯体感觉诱发电位（somatosensory evoked potential，SEP）是刺激肢体末端粗大感觉神经，在躯体感觉上行通路不同部位记录的电位。SEP用于感觉通路功能完整性及功能解剖损伤范围的评估与判断，包括吉兰－巴雷综合征、颈椎病、后侧索硬化综合征、多发性硬化、亚急性联合变性及脑血管病等、脑死亡的诊断和脊髓手术监护等。

SEP检测时将刺激电极置于周围神经干体表部位，常用的刺激部位为上肢正中神经和尺神经、下肢胫后神经和腓总神经等；上肢感觉诱发电位记录部位通常为第7颈椎棘突及头部相应感觉区，下肢感觉诱发电位记录部位为腘窝及头部相应感觉区；刺激频率0.5～1Hz，强度30～150V。SEP各波起源于周围神经、脊髓后索、脑干、丘脑及皮质感觉区等，各波命名原则是极性（波峰向下为P，向上为N）＋正常平均潜伏期，例如刺激正中神经后头部主要电位为P14（内侧丘系）、N20（皮层）和N35（顶叶）；刺激胫后神经后头部主要电位为P40（皮层）、N45（顶叶）和N75。SEP异常的判断标准：①潜伏期＞平均值＋3个标准差（SD）；②波幅明显降低或波形消失；③某一波波幅与对侧差值＞50%。SEP主要受年龄、性别、温度和身高影响，分析时也应兼顾这些原因引起的误判。

四、运动诱发电位

运动诱发电位（motor evoked potential，MEP）刺激大脑皮质运动细胞、脊神经根及周围神经运动通路，在相应肌肉上记录的复合肌肉动作电位，可经电刺激、磁刺激引起的生物电活动。磁刺激近年来临床应用更为广泛。MEP检测运动通路各段潜伏期及中枢运动传导时间（central motor conduction time，CMCT），主要用于多发性硬化、肌萎缩侧索硬化、脊髓型颈椎病、脑梗死等运动通路病变的诊断。上肢MEP检测刺激部位在对侧大脑皮质运动区和同侧第7颈椎棘突，下肢MEP检测部位在对侧大脑皮质运动区和同侧腓骨小头；上肢MEP记录部位在拇短展肌、小指展肌等肌肉，下肢MEP记录部位在胫骨前肌和伸趾短肌等肌肉上。上肢刺激量一般为最大输出的65%～75%，下肢为65%～80%，头部为80%～90%。异常的判断标准：①各波潜伏期延长＞平均值＋2.58SD；②CMCT延长＞平均值＋2.58SD；③刺激皮质时未引出MEP，波形消失。MEP各波潜伏期受身高影响，CMCT与身高无关。

五、事件相关电位

事件相关电位（event-related potential，ERP）指大脑对某种信息进行认知加工（注意、记忆和思维等）时，在头颅表面记录的电位。ERP主要反映认知过程中大脑的电生理变化，将大脑皮层神经生理学与认知过程心理学融合起来，又称为认知电位。ERP中应用最广泛的是P300电位。P300检查用于各种大脑疾病（包括阿尔茨海默病、帕金森病、抑郁症、精神分裂症、乙醇中毒等）引起的认知功能障碍的评价。ERP测试方法及刺激编制包括随机作业、双随机作业、记忆比较作业、选择注意作业、字词判别作业、注意广度作业等。随机作业由 2 种以上不同概率的刺激序列组成，以随机或特定方式出现，其中低概率、不规律出现的刺激称为靶刺激，在靶刺激出现后的 250～500ms 内从头皮上记录的正性电位是 P300。P300 检查的结果受到瞌睡和注意力不集中等的影响，P300 潜伏期受年龄影响。

　　脑电图和诱发电位都具有简便、无创、费用低等优点。脑电图反映脑部电活动，可做动态监测，对癫痫、脑炎、代谢性脑病等有诊断价值，特异性较差；而诱发电位可帮助定位诊断中枢及神经传导通路病变，但对定性诊断意义不大。我们必须先了解辅助检查的适应证和优缺点，才能选择适当辅助检查，通过解读检查结果分析其所提示的临床意义，为疾病的定位、定性诊断和制定下一步诊疗方案提供帮助。但任何辅助检查都有其局限性，绝不能代替望、闻、问、触四诊，更不能代替中医临床辨证思维。

附 篇

第八章　针灸推拿专科病历书写 ▷▷▷▷

第一节　门诊病历书写

一、门诊病历书写的基本要求

完整的急诊门诊病历包括首次病历记录或复诊首次记录、诊疗过程补充记录、会诊记录、操作记录、家属告知书、诊疗知情同意书、其他各种表单（如术前安全核查表和风险评估表等）。

首次病历记录是患者本次发病后首次来院急诊所书写的医疗文书，原则上要求即时完成，内容与留抢、留观病历相同，包括：

1. 基本信息，包括患者姓名、病案号、床号、年龄、性别、职业、联系地址及联系方式、预检时间。

2. 基本评估内容，包括生命体征（体温、心率、呼吸、血压、经皮血氧饱和度）、其他必要时可选择的评估内容（疼痛评估、社会心理评估、意识评估、跌倒评分等）。

3. 主诉，应根据具体病情记录，基本形式为症状＋时间。

4. 现病史，应根据具体的病情记录，包括起病时间、诱因、主要阳性症状、伴随症状、有鉴别意义的阴性症状、与本次疾病相关的既往症状、本次发病后的诊治过程。

5. 既往史、个人史，包括既往有无慢性疾病、传染性疾病、严重外伤手术等重要疾病史，有无与本次疾病相关的疾病史，有无与本次疾病密切相关的职业、特殊生活方式和接触史，有无食物药物过敏史，如患者为女性则应包括末次月经时间、有无怀孕或哺乳。

6. 体格检查，应根据具体的病情记录，包括阳性体征和有重要意义的阴性体征，并记录舌、脉象。

7. 初步诊断，其中中医诊断参照中医病证分类与代码，西医诊断参照 ICD-10 或医院规范填写。

8. 诊疗方案，包括患者去向、注意事项、健康宣教。

9. 书写者签名和书写时间。

如患者本次发病后在同一医院急诊复诊，则复诊时首次病历记录由复诊记录替代，原则上要求即时完成，内容包括：

1. 基本内容，包括预检时间、生命体征（体温、心率、呼吸、血压、经皮血氧饱和度）、其他评估内容（疼痛评估、社会心理评估、意识评估、跌倒评分等）。

2. 简明扼要记录患者前次就诊后主诉症状及体征的变化，尤其是新出现的症状和体征。

3. 重点的体格检查，尤其是上次就诊的阳性体征及有重要意义的阴性体征，并记录舌、脉象。

4. 复诊诊断，中医诊断参照中医病证分类与代码，西医诊断参照 ICD-10 或医院规范填写。

5. 诊疗计划和 / 或注意事项、健康宣教或患者去向。

6. 书写者签名和书写时间。

二、门诊病历书写范例

姓名：×××　门诊号：××××××　年龄：××　性别：男　职业：××
联系地址：×× 市 ×× 路 ×× 号　　　　　　　　联系方式：×××××
日期：×× 年 ×× 月 ×× 日

主诉：反复腰腿痛 2 年，加重 1 周。

现病史：患者 2 年前无明显诱因出现腰部疼痛伴左下肢放射痛，时轻时重，劳累后加重，休息后减轻，受天气变化影响不大，未经诊治。1 周前搬物时于前倾体位时腰腿痛加重，现为求进一步诊治来我科就诊。

既往史、个人史：既往体健，无吸烟等特殊不良嗜好。否认肝炎、结核等传染病史，否认传染病接触史，否认手术、外伤、输血史，否认药物过敏及其他过敏史。预防接种史不详。

体格检查：T 36.5℃，P 82 次 / 分，R 20 次 / 分，BP130/80mmHg。神清，精神可。舌质淡红，苔薄白，脉涩。脊柱四肢无畸形，关节无肿胀，双下肢无水肿。腰部压痛并左下肢放射痛，叩痛并放射痛。双 "4" 字试验（－），双直腿抬高试验（＋）。仰卧挺腹试验（＋）。膝腱反射减弱，跟腱反射减弱。巴宾斯基征（－）。双下肢肌力 V 级。深浅感觉存在，生理反射存在，病理反射未引出。

辅助检查：

1. 腰椎 X 线片：腰椎骨质退行性变。

施及中医调护。应体现对患者诊治的整体思路，不可用套话。应针对主要疾病，内容应具体。

（二）日常病程记录

日常病程记录是指对患者住院期间诊疗过程的经常性、连续性记录。书写日常病程记录时，应首先标明记录时间，再另起一行记录具体内容。对病危患者应当根据病情变化随时书写病程记录，至少每天 1 次，记录时间应当具体到分钟；对病重患者，至少 2 天记录 1 次病程记录；对病情稳定的患者，至少 3 天记录 1 次病程记录。出院前有上级医师同意出院的记录。若患者手术，手术医师在术前和术后应有查房记录，记录表明术者已了解病情。日常病程记录的内容主要包括：

1. 病情的变化，主要是症状和体征的变化，新的症状和体征，患者的反映（主诉），对治疗效果和反应的观察，对重要检查的指征和结果进行的分析。

2. 诊疗操作等情况，重要医嘱（尤其是抗生素）更改的理由。

3. 有关病史的补充资料。

4. 家属及有关人员的反映和要求等。

5. 各级医师查房内容。

6. 日常病程记录应反映四诊情况及治法、方药及其变化依据等。中药饮片治疗的患者应记录舌脉象、辨证、治则、方药，中成药应辨病或辨证使用，针灸、推拿及其他中医疗法应记录辨证、穴位、手法、治法等。非药物的中医疗法如熏洗、外敷、耳穴压豆等写明治则即可。

（三）上级医师查房记录

上级医师查房记录是指上级医师查房时对患者病情的诊断、鉴别诊断、对当前治疗措施和疗效的分析及下一步诊疗意见等的记录。记录必须详细、具体，能反映上级医师的水平。上级医师包括主治医师、副主任医师、主任医师或教授。上级医师有权修改与纠正下一级医师记录的内容。主治医师首次查房记录应当于患者入院 48 小时内完成，不可缺。内容包括查房医师的姓名、专业技术职务、补充的病史和体征、理法方药分析、诊断依据、鉴别诊断分析及诊疗计划等。主治医师日常查房记录的间隔时间视病情和诊疗情况确定，内容包括查房医师的姓名、专业技术职务、对病情的分析和诊疗意见等，每周应有 2 次查房。行手术治疗者，术前术后各有 1 次主治医师查房记录。

主任医师或具有副主任医师以上专业技术职务任职资格的医师的查房记录，内容应包括查房医师的姓名、专业技术职务、对病情及理法方药的分析和诊疗意见等，不能与主治医师查房记录或首次病程记录雷同，每周 1 次。外科手术前必须有 1 次主任或副主任医师查房记录（一类手术或小手术可免）。对于外科手术患者，若是入院后 48 小时内手术者，术前可写一个主刀医师兼主治或主任医师查房记录即可；若是入院后超过 48 小时实施手术者，术前需要主治医师、主任（或副主任）医师及主刀医师查房记录各一次，若主刀医师是主治或主任（副主任）医师中的一个，可写主任或主治兼主刀医师查房记录。

（四）阶段小结

阶段小结是指患者住院时间较长（≥1个月），由经治医师每月做病情及诊疗情况的总结交（接）班记录，转科记录可代替阶段小结。阶段小结的内容包括：①入院日期、小结日期；②患者姓名、性别、年龄；③主诉、入院情况、入院诊断；④诊疗经过、目前情况、目前诊断；⑤诊疗计划、注意事项；⑥医师签名。

（五）疑难病例讨论记录

对诊断不明（入院5日以上）和病情危重的病例应及时组织讨论。疑难病例讨论记录是指由科主任或具有副主任医师以上专业技术任职资格的医师主持，召集有关医务人员，对确诊困难或疗效不确切的病例进行讨论的记录。内容包括讨论日期、主持人及参加人员的姓名和专业技术职务、讨论意见，实施中医治疗的应记录中医辨证施治内容，最后必须有主持人小结意见等。另对病危（重）患者应及时发病危（重）通知书，并由经治医师或值班医师向患者家属告知病情，由患方签名。病危（重）通知书的内容包括患者姓名、性别、年龄、科别、目前诊断、医师签名、患方签名和填写日期，一式两份，一份交患方保存，另一份归入病历中存档。

（六）抢救记录

抢救记录是指对病情危重者采取抢救措施时做的记录，内容包括病情变化情况、抢救时间及措施、参加抢救的医务人员姓名及专业技术职称等，实施中医治疗的，应记录中医四诊、辨证施治情况等。记录抢救时间应当具体到分钟，措施应与医嘱一致。

三、出院记录

出院记录是指经治医师对患者此次住院期间诊疗情况的总结，应当在患者出院后24小时内完成，内容主要包括入院日期、出院日期、入院诊断、诊疗经过、出院诊断、出院情况、出院医嘱、中医调护、医师签名等。出院记录另页书写，通常一式两份，一份交患方，一份在病历中留存。

书写内容及格式：

出院记录

入院日期：

出院日期：

住院天数：

入院中医诊断：

入院西医诊断：

出院中医诊断：

出院西医诊断：

入院情况：

诊治经过：

出院情况（包括患者全身、局部的主要情况及主要疾病的转归或疗效）：

出院医嘱（包括患者出院的注意事项、后续治疗方案与带药、中医调护等，对每个患者的病情需要应有针对性）：

执业医师签名：

年　　月　　日

四、住院病历书写范例

住院病历

姓　　名：××		性　　别：男

出生日期：××××年××月××日　　　　出生　地：×××

职　　业：农民　　　　　　　　　民　　族：汉族

婚　　姻：已婚　　　　　　　　　联系地址：×××

入院时间：2016-11-19 11：24　　　病史陈述者：患者家属

书写医师：×××

节　　气：立冬后

主诉：左侧肢体活动不利伴言语困难1月余。

现病史：患者于2016年10月13日早晨在家中被发现言语不能，左侧肢体活动不能，无肢体抽搐，无呕吐，无角弓反张，当时急送至xx市人民医院，行头颅MRI提示左侧额颞叶片状新鲜脑梗死，诊断为"脑梗死"。入院予以抗血小板聚集、活血护脑、调脂稳定斑块、营养神经等对症治疗后，患者病情稳定。现患者言语不能，吞咽障碍，左侧肢体无力，咳嗽咳痰，喉间有痰不能咳出。患者为求进一步康复治疗，门诊拟"脑梗死恢复期"收治入院。

患者意识清，精神可，鼻饲流质饮食，夜寐尚可，二便尚调，无潮热盗汗，无明显体重减轻。舌淡暗，苔白腻，脉细弦。

既往史：患者过去体质一般。患有"高血压病"20年，血压最高时160/100mmHg，目前服用"压氏达5mg，每日1次，美托洛尔片早12.5mg，晚6.25mg"，血压控制可。有冠心病、心绞痛病史5年，用药不详。按国家规定接种疫苗。无糖尿病史、肾病史，无肺结核史、病毒性肝炎史、其他传染病史，否认食物、药物过敏史，无手术史，无重大外伤史，无输血史，无中毒史，无长期用药史，无可能成瘾药物。

个人史：患者生于本地，无疫水及血吸虫病接触史，无烟、酒、毒等不良生活习惯及嗜好，无冶游史。

婚育史：患者适龄结婚，配偶患有痴呆。育有3子1女，子女体健。

家族史：父母已故，死因不详。兄弟姐妹共有4个，均健在。患者否认二系三代有遗传病史。患者否认有遗传倾向的疾病，无类似疾病史。

体格检查

生命体征：体温 37.0℃，脉搏 69 次 / 分，呼吸 19 次 / 分，血压 140/100mmHg。

一般情况：发育无畸形，营养良好，嗜睡，呼吸均匀，面容正常。体无异味，表情正常，被动体位，平车推入，查体不配合。舌淡暗苔白腻，脉细弦。

皮肤：色泽正常，无皮疹，无紫癜，无水肿及脱水现象，松紧度适中，温度适中，无显性出汗，无瘢痕，无感染。

头颅：大小正常，无畸形，无包块，无凹陷，无压痛。

眼：眼睑无水肿，结膜无充血，巩膜无黄染，双眼球四个象限运动正常，双眼球外形正常，角膜无混浊，瞳孔等大等圆，直径 2.5mm，双眼对光反射灵敏。

鼻：外形正常，无鼻旁窦压痛。

口唇：无紫绀，黏膜无充血，腮腺导管开口正常，伸舌居中，牙龈无肿胀，无龋齿。

咽喉：扁桃体正常，咽无充血，声音正常。

淋巴：全身浅表淋巴结未扪及肿大。

颈部：无抵抗感，颈动脉搏动正常，颈静脉无怒张，气管居中，无颈静脉回流征，甲状腺无肿大。

胸部：胸廓无畸形，成年男性乳房。

肺部：视诊呼吸运动正常，两侧对称；触诊语颤对称，无胸膜摩擦感；叩诊正常清音，肺下界移动度 8cm；听诊呼吸平稳，双肺呼吸音清，语音传导正常，无胸膜摩擦音。

心脏：视诊心尖搏动无弥散，其他位置搏动正常；触诊心尖搏动位置正常，心尖搏动正常，无震颤，无心包摩擦感；叩诊心尖搏动点位于左锁骨中线内 0.5cm。心脏相对浊音界见表 8-1。听诊心率 69 次 / 分，心律齐，未闻及异常心音，无额外心音，无杂音，无心包摩擦音。

表 8-1　心脏相对浊音界

右（cm）	肋间	左（cm）
2～3	II	2～3
2～3	III	3.5～4.5
3～4	IV	5～6
	V	7～9

注：左锁骨中线距前正中线 10cm。

周围血管：无异常周围血管征。

腹部：视诊外形平坦，腹式呼吸，脐无突出；触诊腹壁柔软，无压痛、反跳痛，无

在手术后或者组织创伤后（涉及任何创伤，包括烧伤）出现，且在术后或组织创伤后持续 3 个月以上。这个定义规定了例外情况，即需要排除由其他原因（诸如感染、复发的恶性肿瘤）引起的疼痛及之前就存在的疼痛。鉴于不同的因果关系，以及从法医学的观点来看，有必要将术后疼痛和创伤后疼痛分开。基于手术的类型，慢性术后疼痛通常是神经病理性的疼痛（占 6%～54%，平均 30%）。包含有神经病理性成分的疼痛比伤害性疼痛更为严重，也更加严重影响患者的生活质量。

4. 神经病理性疼痛　躯体感觉神经系统的损伤或疾病会造成神经病理性疼痛。躯体感觉神经系统的感受包括皮肤、骨骼肌、内脏器官等身体的信息。神经病理性疼痛可自发也可诱发，通常表现为痛觉过敏（对疼痛刺激反应增加）和痛觉超敏（非痛刺激诱发疼痛反应）。对神经病理性疼痛的诊断需了解神经系统的创伤史（比如卒中、神经损伤、糖尿病神经病变）和疼痛所支配神经的可能结构分布。为了确切地鉴别神经病理性疼痛，通常需要诸如成像技术、活体组织检查、神经生理检查或实验室检查等辅助诊断，除此之外，还必须检查与受损的神经结构支配区域相对应的感觉是否存在。神经病理性疼痛可分为外周神经病理性疼痛和中枢神经病理性疼痛。

5. 慢性头部和颌面部疼痛　国际头痛学会（IHS）制定了头痛的分类，并将其完整纳入神经病学的章节中。这种分类方法将原发性头痛（特发性的）、继发性头痛（症状性的），以及包括脑神经痛在内的颌面部痛区分开来。ICD-11 中慢性疼痛的这一章节将只包含慢性头痛和颌面部疼痛。慢性头痛和颌面部疼痛的定义为 3 个月内至少有一半的天数发生头痛或颌面部疼痛。通常根据患者当前所表现的头痛或颌面部疼痛的症状进行诊断。大部分频发的慢性头痛属于这类疼痛。最普遍的慢性颌面部疼痛是颞下颌疼痛，已包含在慢性疼痛的子章节中。慢性颌面部疼痛可能是原发性头痛的局部表征，这在三叉神经自主神经头痛中非常普遍，但少见于偏头痛，在紧张型头痛中更稀少。几种慢性颌面部疼痛诸如创伤后三叉神经病理性疼痛、持续特发性的颌面部疼痛、灼口综合征等将参照原发性慢性疼痛及神经病理性疼痛。"慢性"的时间定义是从慢性头痛开始的时间进行推测。

6. 慢性内脏疼痛　慢性内脏疼痛是一种持续或复发的疼痛，它源于头颈部及胸腔、腹腔、盆腔的内脏器官。这种疼痛经常出现在体壁的躯体组织（皮肤、皮下组织、肌肉）。这些区域由与原发的内脏器官相同的感觉神经支配（内脏牵涉痛）。在这些区域，继发性痛觉过敏（损伤区周围对疼痛刺激反应性增强的现象）经常发生，其强度可能与内脏器官的伤害程度或内脏所受伤害性刺激的强度无关。内脏疼痛这一大类将会依据主要潜在的机制和牵涉的其他位置进行细分，其中潜在机制包括持续性炎症、血管机制（局部缺血、血栓）、阻塞和肿胀、牵引和压迫，以及组合机制（如阻塞和炎症并存）。由癌症引发的疼痛将参照慢性癌性疼痛，由功能性或尚未探明的机制所引起的疼痛将参照慢性原发性疼痛。

7. 慢性骨骼肌疼痛　慢性骨骼肌疼痛是指源于骨骼、关节、肌肉或其他相关软组织疾病所产生的持续性或复发性疼痛。根据前文中所描述的分类方法的约束条件，这个大类只局限于伤害性疼痛，不包括那种可以在骨骼肌组织中感受到但不产生于此的疼痛，例如压迫性神经病理痛或者躯体牵涉性疼痛。这一部分所包含的疼痛具有以下特征：含有由传染、自身免疫或代谢病因所引起的持续性炎症，如类风湿关节炎；含有影响骨骼、关节、肌腱或肌肉的结构性改变，如骨关节病。源于神经病理性的骨骼肌疼痛将参照慢性神经病理性疼痛。那些诱因不明的骨骼肌疼痛（如非特异性腰背痛或者慢性弥漫性疼痛）将被划分为慢性原发性疼痛。

第二节　疼痛的临床评估

一、痛感觉和痛知觉

疼痛是由痛感觉和痛知觉组成的一个完整的信息和反应系统，两者盘根错节，彼此混杂。痛感觉的衡量、评估和止痛是临床麻醉学的范畴，而疼痛治疗是解决痛知觉的范畴。

痛感觉司外，外来的伤害性刺激由感觉神经向中枢传递，并引起自主神经（交感）的传出反应，如血管收缩、血压升高和心率加快等。外来伤害性刺激包括手术、创伤和实验性疼痛等。患者能准确地描述疼痛的部位、范围和强度，也能清楚地知道刺激物的性质和部位，刺激和疼痛历时相对比较短暂，以急性疼痛为主。痛感觉和视觉、听觉、味觉、嗅觉、温觉等相似，都是感受和传递外部刺激，刺激物的强度可以作量的测定。实验性疼痛可以通过 K^+ 透入法、温度时间法和加压法等测定个体的痛阈、干预点和耐痛极限，也可被脑感觉诱发电位测出。痛知觉司内，体内的生理刺激（如分娩）和病理性刺激（如炎症、血管堵塞或恶性肿瘤等）由自主神经向中枢传递，并引起运动神经的传出反应，如肌肉收缩或肌痉挛。病理性刺激可以短暂，也可持久，往往使患者痛至无法耐受的程度，所以疼痛可以是急性的或慢性的或反复发作的，患者常难以准确无误地指出疼痛点的确切部位和范围，也不知晓刺激物的性质和部位。例如心肌梗死的疼痛出现在上腹部，出现腹肌的收缩；腰背疼痛和痛点经过按压检查才能精确断定。痛知觉较多地受精神活动和情绪因素左右，患者意识到自己处于焦虑、渴望和求助的境地。痛知觉和饥饿知觉或口渴知觉相似，无法做客观的量的测定，只能采用间接和模拟的办法来解决。

二、痛情绪和痛记忆

疼痛是一种与组织损伤或潜在的组织损伤相关的一种不愉快的躯体感觉和情感经历。感觉分辨和情绪体验是疼痛的两个基本成分。痛的感觉分辨是对刺激的部位、强度和性质做出判断；痛情绪是疼痛体验的一个重要部分，是疼痛刺激引起的不愉快或厌恶的情感体验。

痛情绪包括两个部分：一个是即刻的痛不愉快，和痛刺激紧密相随，是疼痛固有的一种短时情绪状态，如痛苦和恐惧，称为原发性不愉快。另一个是涉及高级神经活动过程的继发性痛情绪，是一种长久的情感体验，与学习、记忆、想象和认知评价等因素密切相关。临床表现为患者感觉一种难言的不快，可伴有头晕，甚至恶心呕吐等，同时出现皱眉、扁嘴及全身蜷曲、辗转不安等外部表情。例如偏头痛，牙痛，胃肠、输尿管、输卵管绞痛，就兼有上述一系列反应。疼痛的情绪反应可分为三部分内容：①内部自我体验，如慢性疼痛时表现的极不愉快的感觉、头晕等，这是一种主观上的体验，是对情绪的感知。②外部行为表现，即表情的变化，出现皱眉、咬牙、痛苦面容等。③一系列内部生理变化（即唤起状态），即出现呕吐、出汗或肌张力增高等。疼痛的情绪反应还可影响人的心理活动，尤其是强烈的痛情绪反应，常引起痛抑郁。流行病学调查发现，70% 的慢性疼痛患者同时存在抑郁和疼痛的症状，而长期的抑郁也能够引起痛觉超敏或痛阈下降的发生，称之为"抑郁－痛综合征"或"痛－抑郁二联征"。

痛记忆是指发病间期的疼痛，可出现在虚位的四肢，也可出现在健康人身上。已有研究表明，脊髓背角参与痛记忆的过程，神经元、胶质细胞在伤害刺激后的活化可能是痛觉敏化和慢性疼痛的解剖学基础。

三、疼痛评估的途径

痛知觉的评估是疼痛治疗的要求，目的是便于选择治疗方式和知道治疗的效果。由于痛是主观的精神活动，旁观者无法直接察觉，所以只能依赖间接方法的综合分析。由于疼痛的复杂性，故必须做动态观察和多方位痛评估。间接方法和多方位痛评估通过以下多种渠道。

（一）详细询问病史

详细询问病史包括疼痛初次出现的时间，整个过程疼痛特性的变化，疼痛的部位、分布、强度、性质、时间特性（持续性或周期性再现、每次持续时间）；相关的感觉现象，如感觉异常、感觉障碍伴麻木；伴随症状，如肌肉萎缩、消瘦、乏力、出汗、流泪、鼻塞、头晕、眼花、视力障碍、恶心呕吐、内脏功能障碍；激化或触发疼痛的因素，不同体位对疼痛的影响；体力活动、社交活动、情绪、药物等对疼痛的影响，疼痛对睡眠、饮食、身体活动、工作及人际关系的影响或限制；用药史，包括止痛和其他治疗史；家族史。若是恶性肿瘤患者，应知道肿瘤发生部位的病理诊断、手术、转移和扩散、化疗和放疗的剂量和疗程、CT 或 MRI 检查结果等。放疗导致的神经损伤，由于出现的纤维化日益加重，所产生的疼痛与日俱增，患者往往有自杀的意图。

（二）疼痛引起行为举止的改变

行为举止的变化虽然不是疼痛独有的表现，但对疼痛强度的评估有很大的价值。应评估疼痛行为的频率和特殊性质，有些举止是非常细微、非言辞表达的，只有细心观察才能察觉到，故应自始至终随访整个治疗过程。

1. 疼痛引起的反应性行为　疼痛引起的反应性行为有以下几点：

（1）应答反应，或称为反射性痛行为，如惊恐、愁眉苦脸、呻吟、叹气等。

（2）自发反应，是为了避免或减轻疼痛而产生的行为，如跛行、抚摸疼痛部位或区域、用手护卫身体某些部位，或将身体固定于某种特定姿势等。这是一种主动性行为。

（3）功能的限制和障碍，如静止不动、疲惫感、过多地躺卧。这是一种被动性行为。

（4）患者对服药的态度和频率的改变。

（5）希望引起别人注意的举动。

（6）睡眠习惯的改变。

以上这些运动性行为又称之为"显露性疼痛行为"。根据疼痛行为进行评分的设计相当多。如 Keefe 等将腰背痛患者在静止状态和动力运动状态的 5 个行为——愁眉苦脸、摩擦、支撑、活动时的防卫动作、叹气，进行编码和评分。Richard 等发展了一个 UAB 评分法，将 10 个疼痛行为的严重程度和频率做三级评分法。这 10 个疼痛行为是口述诉痛、非言语的发声诉痛、躺卧时间、愁眉苦脸、站立姿势、活动度、身体所表示的言语、器械的应用、静止状态下的活动和药物的应用，此法比较可靠。或根据每日站立、行走、静坐和躺卧的小时数进行评分。但我们也应从社会心理学的角度去观察疼痛行为，意识到性别上差异造成行为上的差别，其中疼痛行为中的服药行为被认为是评估疼痛程度比较可靠的信息。应了解患者服药的态度、规律性、按时性、药物剂量和次数、受情绪影响的程度（愉快时可以少服）。男性患者的药物剂量低于实际需要量，而女性用药量常超过实际所需的剂量。疼痛行为的表现还受到性格的影响，性格外向的患者，其疼痛行为比较夸张，而性格内向者则比较隐忍。疼痛行为同时也受到环境及以往经验的影响。

2. 影响评估疼痛行为的因素　影响评估疼痛行为的因素很多，多属于社会心理因素，很多人对此提出了一些专门名词。

（1）疾病的作用　由 Parson 提出，指患者为了逃避某些社会责任而强调疼痛的严重性。Pilowsky 称之为"异常的疾病行为"，因为没有病理学基础可以解释此疼痛强度。在慢性疼痛患者中，此种"疾病的作用"根据不同的目的和动机，可以分为 3 种情况：①初级收益，由自身的心理机制造成，为了减少或防卫无法接受的感情问题或矛盾。②次级收益，是从环境或别人处得到好处。③三级收益，指除患者以外的人获得收益，主要是家属得到经济或工作上的补偿。以上这些现象是自发反应的持续和加剧，称之为正性增强机遇。一旦这些条件从环境中消失以后，自发反应又回归到自然状态。

（2）应付对策　是指为了控制或减轻疼痛而采取的措施或对策。在有效的应付技巧下，疼痛行为不明显，评估可产生偏差。应付对策可分为认知性和行为性。认知性应付对策有：①分散注意力，如默默演算计数或思索一歌曲；②对疼痛感觉解释为另一种感觉，如把疼痛当作麻木来看待；③自述应付，告诉自己要勇敢、要坚持；④抹杀疼痛的感觉，告诉自己并不痛；⑤祈祷和希望，祈求疼痛不再持续下去；⑥遭受劫难思想或反面性自述，整天烦恼关于疼痛是否有停止之时。行为性应付对策有：①增加活动，积极从事某些活动以分散注意力，如参加家庭杂务；②增加显露性痛行为，如服药。

（3）不和谐疼痛　指患者的症状和病理学情况不协调，表现为比实际疼痛更为强烈的疼痛，表现出较大的体格上的障碍及功能不良，患者常有精神萎靡、抑郁及苦难思

影响，结果表明电针刺激能够激活脑中枢疼痛通路。测试健康志愿者在寒痛刺激下对电针和伪针的反应，所获得的脑功能图像表明电针增加了双边体感区的活性，降低了对侧初级躯体感觉区的活性，伪针则对脑功能图像没有影响。采用正电子发射断层扫描技术观察到慢性疼痛患者具有不对称的丘脑，在针灸治疗后，丘脑的不对称性消失。

根据十二经脉的标本根结理论，人体头、颈、胸、腹、腰、背等各部位及内脏的病痛，通过经络在四肢肘膝关节以下都有相应的敏感反应点，而这些"反应点"与内脏病痛的相关具有对应规律性，是经络（腧穴）诊断内脏病痛的理论基础，并且也是治疗该病痛的最佳"腧穴"。通过循经按压可以找到患者的敏感点并确定其所在经络，进行针灸临床诊治。例如：两胁下（约为 11 肋前下缘）部疼痛，敏感点多反应在同侧的阳陵泉穴附近；胆囊区疼痛，敏感点常反应在阳陵泉穴下 1~2 寸（胆囊穴）处；中脘部疼痛，敏感点多反应在双侧足三里穴附近；上脘或巨阙部疼痛，敏感点则多反应在两侧足三里穴上一指左右；脐中疼痛，敏感点多反应在双侧条口穴处；脐旁天枢穴部位的疼痛，敏感点多在同侧足三里穴下 2 寸左右；阑尾炎患者多在足阳明胃经的上巨虚附近有压痛点。以上这些敏感点也可以称之为"阿是穴"，"阿是穴"的概念并不局限于病变局部的"压痛点"。此外，通过触诊穴位所得的信息，也可以帮助分辨疾病的虚实深浅。一般来说，肌肤濡软，按之痛减者，为虚证；硬痛拒按者，为实证；轻按即痛者，病在表浅；重按方痛者，病在深部。

在肌骨关节系统痛证的诊治中，探穴和用穴亦很重要。比如，落枕多出现后项部或侧项部转动不利，按照经络辨证，后项部为太阳经所过或督脉所过，侧项部是少阳经所过。因此，后项部疼痛或者压痛明显者，病在手足太阳经居多，而一侧疼痛或有压痛者，病在少阳经居多。确定了所病经络后，再考虑选择穴位和施治方法。如病在太阳经，常选手太阳小肠经的后溪穴或足太阳膀胱经的昆仑穴。一般来说，病在手太阳经的落枕，症状落在颈项部后外侧，并牵涉耳后或肩胛；而足太阳经的落枕应是后项部正中的位置，可能会牵扯到后头部或项背。病在少阳经的落枕主要是侧项部疼痛和压痛明显，可在足少阳胆经或手少阳三焦经上找一些敏感穴，常用的有中渚、支沟、阳陵泉、悬钟穴等。在内脏痛的诊治中，比如针对原发性痛经患者，其病变与任脉、冲脉、足三阴经、足阳明胃经和足太阳膀胱经均有关，临证应当仔细审查，循按各经要穴，如地机穴、次髎穴、关元穴、子宫穴等，明确主要病变经络和证型，以便为临床选穴治疗提供依据。

第十章　优势病种诊疗方案举例 ▷▷▷

第一节　面瘫病（面神经炎）诊疗方案

一、诊断

（一）疾病诊断

1. 中医诊断标准　参照普通高等教育"十五"国家级规划教材《针灸学》（石学敏主编，由中国中医药出版社 2007 年出版）。

（1）起病突然，春秋为多，常有受寒史或有一侧面颊、耳内、耳后完骨处疼痛或发热。

（2）一侧面部板滞，麻木，流泪，额纹消失，鼻唇沟变浅，眼不能闭合，口角向健侧牵拉。

（3）一侧不能做闭眼、鼓腮、露齿等动作。

（4）肌电图可表现为异常。

2. 西医诊断标准　参照普通高等教育"十五"国家级规划教材《神经病学》第五版（王维治主编，由人民卫生出版社 2004 年出版）。

（1）病史：起病急，常有受凉吹风史，或有病毒感染史。

（2）表现：一侧面部表情肌突然瘫痪、患侧额纹消失，眼裂不能闭合，鼻唇沟变浅，口角下垂，鼓腮、吹口哨时漏气，食物易滞留于患侧齿颊间，可伴患侧舌前 2/3 味觉丧失，听觉过敏，多泪等。

（3）辅助检查：脑 CT、MRI 检查正常。

（二）疾病分期

1. 急性期　发病 15 天以内。

2. 恢复期　发病 16 天至 6 个月（发病半月后面肌连带运动出现）。

3. 联动期和痉挛期　发病 6 个月以上（面肌连带运动出现以后）。

（三）证候诊断

1. 风寒袭络证　突然口眼歪斜，眼睑闭合不全，兼面部有受寒史，舌淡苔薄白，脉浮紧。

2.风热袭络证　突然口眼歪斜，眼睑闭合不全，继发于感冒发热或有咽部感染史，舌红苔黄腻，脉浮数。

3.风痰阻络证　突然口眼歪斜，眼睑闭合不全，或面部抽搐，颜面麻木作胀，伴头重如蒙、胸闷或呕吐痰涎，舌胖大，苔白腻，脉弦滑。

4.气虚血瘀证　口眼歪斜，眼睑闭合不全，日久不愈，面肌时有抽搐，舌淡紫，苔薄白，脉细涩或细弱。

二、治疗方案

（一）针灸治疗

采用循经与面部局部三线法取穴。

1.体针

（1）急性期　治法：祛风祛邪，通经活络。第一周：循经取穴，取四肢和头部外周的百会、风府、风池、太冲、合谷等穴位。针刺0.8～1寸，百会平补平泻，风府、风池、完骨、合谷采用泻法，太冲采用补法，留针30分钟。第二周：循经取穴，取头部及面部外周的百会、风府、风池、太冲、合谷（健侧或双侧）等，刺法同前；取神庭、太阳、下关、翳风、巨髎等，针刺0.8～1寸，平补平泻手法，留针30分钟。随症配穴：舌前2/3味觉丧失加廉泉，听觉过敏加听宫。亦可采用阳明经筋排刺，即按照阳明经筋的循行路线，每隔0.5寸刺1针，排成两排（针8～10针），留针30分钟。

（2）恢复期　治法：活血化瘀，培补脾胃，荣肌养筋。采用循经、头部穴位、面部局部三线法取穴。采用循经取穴配用局部面部外周穴位：百会、风府、风池、太冲、合谷，刺法同前。取神庭、太阳、下关、翳风、足三里、内庭等穴，针刺0.8～1寸。神庭、太阳、下关、翳风采用平补平泻手法，足三里、内庭采用补法，留针30分钟。面部局部三线法取穴：从神庭、印堂、水沟至承浆，这些穴位在人体面部正中线上称为中线；阳白、鱼腰、承泣、四白、巨髎、地仓在面前旁正中一条线上，称为旁线；太阳、下关、颊车在面部侧面的一条线上，称为侧线。始终以三条基本线上的穴位为主穴。随症配穴：眼睑闭合不全取攒竹、鱼尾穴，鼻翼运动障碍取迎香穴，颏肌运动障碍取夹承浆穴。针刺0.5～1.5寸，采用平补平泻、间断快速小幅度捻转手法，200转/分钟，捻针2分钟，间隔留针8分钟，重复3次，留针30分钟。亦可采用阳明经筋排刺，即按照阳明经筋循行路线，每隔0.5寸刺1针，排成两排（针8～10针），留针30分钟。

（3）联动期和痉挛期　治法：培补肝肾，活血化瘀，舒筋养肌，息风止痉。采用循经取穴配用面部局部三线法取穴行针灸治疗。取百会、风府、风池、太冲、合谷等穴，刺法同前。神庭、太阳、下关、翳风、足三里、内庭，针刺0.8～1寸。取神庭、太阳、下关、翳风等穴采用平补平泻手法，取足三里、内庭等穴采用补法。若面肌跳动选行间、阳陵泉，采用泻法；若面肌萎缩则选用脾俞、三阴交等，采用补法，留针30分钟。若出现倒错或联动，可以采用缪刺法（即在针刺患侧的同时配合刺健侧），根据倒错或联动部位选用太阳、下关、阳白、鱼腰、承泣、四白、巨髎、地仓、颊车等穴，还可配合艾灸或温针灸或热敏灸治疗。随证配穴：风寒袭络证加风池、列缺，风热袭络证加大椎、曲池，风痰阻络证加足三里、丰隆，气虚血瘀证加足三里、膈俞。

2. 电针　适应于面肌萎软瘫痪者。一般选取阳白－鱼腰、下关－地仓、巨髎－水沟、颊车－承浆四对穴位。阴极在外周，阳极在中心部。波形为连续波，频率 1～2Hz，输出强度以面部肌肉轻微收缩为度。电针时间约 30 分钟。

3. 灸法　适应于风寒袭络证者，选取太阳、下关、翳风、完骨、承浆、阳白、鱼腰、承泣、四白、地仓、颊车、印堂、巨髎、夹承浆等面部穴位，采用温和灸、回旋灸、雀啄灸、温针灸或者热敏灸等方法。每次施灸约 20 分钟。

4. 拔罐　适应于风寒袭络证各期患者。选取患侧的阳白、下关、巨髎、地仓、颊车等穴位。采用闪火法，于每穴位区域将火罐交替吸附及拔下 1～3 秒钟，不断反复，持续 5 分钟左右，以患侧面部穴位处皮肤潮红为度。每日闪罐 1 次，每周治疗 3～5 次，疗程以病情而定。根据病情，亦可辨证选取面部以外的穴位，配合刺络拔罐治疗。

（二）辨证选择口服中药汤剂

1. 风寒袭络证　治法：祛风散寒，温经通络。推荐方药：麻黄附子细辛汤加减，炙麻黄、熟附子、细辛、荆芥、防风、白芷、藁本、桂枝、甘草等。

2. 风热袭络证　治法：疏风清热，活血通络。推荐方药：大秦艽汤加减，秦艽、当归、蝉蜕、赤芍、白芍、金银花、连翘、防风、板蓝根、地龙、生地、石膏等。

3. 风痰阻络证　治法：祛风化痰，通络止痉。推荐方药：牵正散加减，白附子、白芥子、僵蚕、全蝎、防风、白芷、天麻、胆南星、陈皮等。

4. 气虚血瘀证　治法：益气活血，通络止痉。推荐方药：补阳还五汤加减，黄芪、党参、鸡血藤、当归、川芎、赤芍、桃仁、红花、地龙、全蝎、僵蚕等。

（三）其他疗法

根据病情和临床实际，亦可采用红外线照射等疗法。

三、疗效评价

（一）评价标准

1. 采用美国耳鼻喉头颈外科学确立的 House-Brakmann 面神经功能分级标准（H-B 分级）结合临床症状进行评定。
2. 中医症状疗效标准采用面瘫自身健侧对照评分法。
3. 面部残障（FDI）评分法。

（二）评价方法

患者进入路径第 1 天、30 天、60 天分别评定 House-Brakmann 面神经功能、中医症状评分。患者进入路径第 30 天、60 天分别评定面部残障（FDI）评分。

第二节　肩凝症（肩关节周围炎）诊疗方案

一、诊断

（一）疾病诊断

1. 中医诊断标准　参照中华人民共和国中医药行业标准《中医病证诊断疗效标准》（ZY/T$_{001}$.1 ~ 001.9–94）。

（1）50 岁左右发病，女性发病率高于男性，右肩多于左肩，多见于体力劳动者，多为慢性发病。

（2）肩周疼痛，夜间为甚，常因天气变化及劳累而诱发，肩关节活动功能障碍。

（3）肩部肌肉萎缩，肩前、后、外侧均有压痛，出现典型的"扛肩"现象。

（4）X 线检查多为阴性，病程久者可见骨质疏松。

2. 西医诊断标准　参照《新编实用骨科学》第二版（陶天遵主编，由军事医学科学出版社 2008 年出版）。

（1）症状与体征：该病呈慢性发病，多数无外伤史，少数仅有轻微外伤。主要症状是逐渐加重的肩部疼痛及肩关节活动障碍。疼痛位于肩前外侧，有时可放射至肘、手及肩胛区，但无感觉障碍。夜间疼痛加重，影响睡眠，不敢患侧卧位。持续疼痛可引起肌肉痉挛和肌肉萎缩。肩前后方、肩峰下、三角肌止点处有压痛，而肱二头肌长头腱部压痛最明显，当上臂外展、外旋、后伸时疼痛加剧。早期肩关节活动仅对内、外旋有轻度影响，检查时应固定肩胛骨，两侧比较。晚期上臂处于内旋位，各个方向活动均受限，但以外展、内外旋受限明显，前后方向的活动一般是存在的。此时肩部肌肉明显萎缩，有时因并发血管痉挛而发生上肢血循环障碍，出现前臂及手部肿胀、发凉及手指活动疼痛等症状。

（2）X 线检查：可无明显异常。肩关节造影则有肩关节囊收缩、关节囊下部皱褶消失，肩周炎后期可出现严重的骨质疏松改变，特别是肱骨近端，重者有类似"溶骨性"破坏的表现，但通过病史及局部查体很容易与骨肿瘤相鉴别。

（二）疾病分期

参照《肩周炎》（李平华主编，由人民军医出版社 1995 年出版）。

1. 粘连前期　主要表现为肩周部疼痛，夜间加重，甚至影响睡眠，肩关节功能活动正常或轻度受限。

2. 粘连期　肩痛较为减轻，但疼痛酸重不适，肩关节功能活动受限严重，各方向的活动范围明显缩小，甚至影响日常生活。

3. 恢复期　疼痛改善，肩关节功能活动改善。

（三）证候诊断

参照中华人民共和国中医药行业标准《中医病证诊断疗效标准》（ZY/T$_{001}$.9–94）。

1. 风寒湿型 肩部窜痛，遇风寒痛增，得温痛缓，畏风恶寒，或肩部有沉重感，舌淡，舌苔薄白或腻，脉弦滑或弦紧。

2. 瘀滞型 肩部肿胀，疼痛拒按，以夜间为甚，舌暗或有瘀斑，舌苔白或薄黄，脉弦或细涩。

3. 气血虚型 肩部酸痛，劳累后疼痛加重，伴头晕目眩，气短懒言，心悸失眠，四肢乏力，舌淡，少苔或舌苔白，脉细弱或沉。

二、治疗方案

（一）针灸治疗

1. 粘连前期 主穴：肩前、肩髎、肩髃、臑俞、外关、合谷。配穴：若风寒重，可加用风门、风池穴；若湿重，可加曲池、阴陵泉穴或采用平衡针疗法；若有瘀滞，可加用肩贞、阳陵泉、条口穴。治疗方法：

（1）经皮穴位电刺激 选用韩氏经皮神经刺激仪。采用两对电极（带有直径为 3cm的不干胶电极板）分别粘贴连接患侧肩部两穴（肩前与肩髎或肩髃与臑俞，隔次交替使用），和合谷、外关两穴。刺激参数为：连续波、高频（100Hz）刺激 10 分钟后转为低频（2Hz）刺激 30 分钟，强度 10±2mA（合谷、外关刺激强度可适当降低）。隔日治疗，10 次为 1 个疗程。

（2）电针刺激 选用韩氏经皮神经刺激仪。施泻法或平补平泻，得气后肩前、肩髎或肩髃、臑俞两组穴位交替使用电针刺激，合谷、外关分别接电针。刺激参数为疏密波（2Hz/100Hz）、强度 5±2mA（合谷、外关刺激强度可适当降低），留针 30 分钟。

（3）温针灸 在肩前、肩髎、肩髃、臑俞等局部腧穴针刺得气后，选用 2~3 个腧穴实施温针灸，连续施灸 2~3 壮（每壮 3g 艾绒）；合谷、外关采用毫针刺激，用泻法，留针 30~45 分钟。

（4）平衡针疗法 主穴：肩痛穴；配穴：疼痛及项加颈痛穴。定位：①肩痛穴：位于腓骨小头与外踝连线的上 1/3 处。②颈痛穴：在手背部，握拳第四掌骨与第五掌骨之间，指掌关节前凹陷中。取穴原则：肩痛穴与颈痛穴采用交叉取穴法，即右侧患病针刺左侧穴位，左侧患病针刺右侧穴位。针刺方法：取坐姿膝直位，选用 3 寸无菌毫针，肩痛穴与颈痛穴直刺 1.5 寸左右，提插针刺手法，强度以患者能耐受为度，同时令患者活动肩部，动作由慢到快，用力不宜过猛，不留针。针感要求：肩痛穴以触电似针感向足背、足趾和踝关节传导，出现麻、胀感为宜；颈痛穴以局部出现酸、麻、胀感为宜。

（5）拔罐 针灸后可在压痛点或局部腧穴加拔火罐 1~3 只，留罐 10~15 分钟。若瘀滞严重可刺络拔罐：采用皮肤针叩刺或粗针点刺压痛点，使少量出血，再加拔火罐 1~2 只，留罐 10~15 分钟。

（6）穴位注射 选取以上穴位 1～3 个，用当归注射液或香丹注射液，每穴注射 1mL，每周注射 1 次，4 次为 1 个疗程。

（7）TDP 照射 肩部局部或针刺部位局部神灯照射，每次 30 分钟。

（8）其他 还可采用腹针疗法和热敏灸疗法。

2. 粘连期 主穴：肩前、肩髎、肩髃、臑俞、外关、合谷。配穴：若有瘀滞可加用肩贞、阳陵泉、条口穴，气血虚加足三里、气海、血海等穴。治疗方法：

（1）温针灸 取肩髃穴多方向透刺（向肩髎穴、肩前穴、臂臑穴方向），在肩前、肩髎、肩髃、臑俞局部腧穴针刺得气后，选用 2～3 个腧穴实施温针灸，连续施灸 2～3 壮（每壮 3g 艾绒）；合谷、外关采用毫针刺激，用泻法，留针 30～45 分钟。

（2）经皮穴位电刺激 选用韩氏经皮神经刺激仪。采用两对电极（带有直径为 3cm 的不干胶电极板）分别粘贴连接患侧肩部两穴（肩前与肩髎或肩髃与臑俞，隔次交替使用），和合谷、外关两穴。刺激参数为：连续波、高频（100Hz）刺激 10 分钟后转为低频（2Hz）刺激 30 分钟，强度 10±2mA（合谷、外关刺激强度可适当降低）。

（3）电针刺激 选用韩氏经皮神经刺激仪。施泻法或平补平泻，得气后肩前、肩髎或肩髃、臑俞两组穴位交替使用电针刺激，合谷、外关分别接电针。刺激参数为疏密波（2Hz/100Hz），强度 5±2mA（合谷、外关刺激强度可适当降低），留针 30 分钟。

（4）平衡针疗法 主穴：肩痛穴。配穴：疼痛及项加颈痛穴，正气亏虚加升提穴。定位：①肩痛穴：位于腓骨小头与外踝连线的上 1/3 处。②颈痛穴：在手背部，握拳第四掌骨与第五掌骨之间，指掌关节前凹陷中。③升提穴：两耳尖向上与正中线交点前 1～2 寸。取穴原则：肩痛穴与颈痛穴采用交叉取穴法，即右侧患病针刺左侧穴位，左侧患病针刺右侧穴位。针刺方法：取坐姿膝直位，选用 3 寸无菌毫针，肩痛穴与颈痛穴直刺 1.5 寸左右，提插针刺手法，强度以患者能耐受为度，同时令患者活动肩部，动作由慢到快，用力不宜过猛，不留针。升提穴向前平刺 1～2 寸，可留针。针感要求：肩痛穴以触电似针感向足背、足趾和踝关节传导，出现麻、胀感为宜。颈痛穴、升提穴以局部出现酸、麻、胀感为宜。

（5）拔罐 针灸后可在压痛点或局部腧穴加拔火罐 1～3 只，留罐 10～15 分钟。若瘀滞严重可刺络拔罐：采用皮肤针叩刺或粗针点刺压痛点，使少量出血，再加拔火罐 1～2 只，留罐 10～15 分钟。

（6）穴位注射 选取以上穴位 1～3 个，当归注射液或香丹注射液，每穴注射 1mL，每周注射 1 次，4 次为 1 个疗程。

（7）TDP 照射 肩部局部或针刺部位局部神灯照射，每次 30 分钟。

（8）其他 还可采用腹针疗法、火针疗法等。

（二）辨证选择口服中药汤剂、中成药

1. 风寒湿型 治法：祛风散寒，利湿通络。推荐方药：蠲痹汤加减，羌活、独活、秦艽、当归、川芎、桂枝、木香、乳香、茯苓、防风、桑枝、海风藤、炙甘草。中成药：大活络丹等。

2.瘀滞型　治法：活血祛瘀，舒筋通络。推荐方药：舒筋活血汤加减，当归、川芎、熟地、川牛膝、威灵仙、苍术、陈皮、白芍、木防己、防风、羌活、白芷、茯苓、醋元胡、生姜。中成药：七厘胶囊等。

3.气血虚型　治法：补气养血，通络止痛。推荐方药：黄芪桂枝五物汤加减，黄芪、桂枝、当归、川芎、白芍、白术、细辛、秦艽、防风、炙甘草。中成药：归脾丸、补中益气丸等。

（三）其他疗法

1.小针刀　针刀疗法、刃针疗法、铍针疗法、钩针疗法等。

2.传统针灸仪器　针刺手法针疗仪、智能通络治疗仪、多功能艾灸仪、智能型中药熏蒸汽自控治疗仪、数码经络导平治疗仪、经络导平治疗仪等。

3.物理治疗　TDP 照射或红外线照射、超激光治疗、低周波治疗、立体动态干扰电治疗和磁热疗法等。

4.推拿治疗　以理筋通络为主，如擦法、拿法等及肩周炎松解术。

三、疗效评价

（一）评价标准

整体疗效评定参照《中药新药临床研究指导原则》（卫生部制定发布，1997 年第三辑）有关"肩周炎"的疗效标准：

1.治愈（临床痊愈）　肩部疼痛消失，肩关节活动范围恢复正常。

2.显效　肩部疼痛缓解明显，肩关节活动范围改善明显。

3.有效　肩部疼痛基本缓解，肩关节活动范围部分改善。

4.无效　症状无改变。

（二）评价方法

肩部疼痛和功能障碍为肩凝症的两大主症，故本方案以疼痛和肩关节活动度为疗效评定的依据。

1.肩部疼痛变化　采用视觉模拟评分法（Visual Analogue Scale，VAS）或 VAT 法评价患者的疼痛变化，进行积分计算。

2.肩关节活动范围变化　采用《颈肩痛》（周秉文主编，由人民卫生出版社 2005 年出版）推荐的肩部活动功能评定指标（用卷尺和旋转测量角度盘测量肩关节内旋和外旋的角度、摸背实验和摸口（耳）实验，将以上 4 项指标测定结果按评分标准换算。具体见肩关节功能评定方案：

（1）肩部活动功能评定指标　内旋：肩外展 90°，达不到 90°者采取最大外展。肘屈 90°，前臂旋后。将角度盘缚于前臂背面正中，将前臂被动转向中部记录肩内旋角度。外旋：准备如上，将前臂旋向头部，记录肩外旋的度数。摸背：正坐于凳上，反手

5. 局部外敷及理疗　常用方法有中药外敷、中药配方湿热敷、低频脉冲、红外线透热照射疗法等，可根据证型选择性应用。

6. 西药应用　镇痛剂可选用非甾体类药物，如芬必得、扶他林、诺松、七叶皂苷钠等，对疼痛明显者，能起到消炎镇痛的作用。扩张血管剂，可选用尼莫地平、丹参注射液、川芎嗪注射液等。营养神经剂，可选用维生素 B_1、维生素 B_{12}、弥可保等，对神经性痛，麻症状能起到营养的作用。

五、诊疗策略选择

（一）诊疗流程

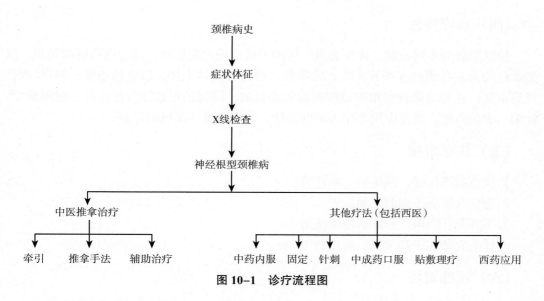

图 10-1　诊疗流程图

患者大部分有颈椎病史，症状表现为颈部活动受限，颈枕、颈项、颈肩、上肢部位的酸痛麻木、板滞僵硬等。体征可表现出颈椎生理前凸减少或消失，颈椎变直，颈部活动受限；患侧或双侧颈夹肌紧张，板滞僵硬；颈后伸或向患侧弯曲时，上肢和手部出现放射性麻木和疼痛；病变部位棘突旁或神经根出口周围（C4～C5、C5～C6、C6～C7、C7～T1）压痛，其或上肢部位放射痛；椎间孔挤压试验、叩顶试验、臂丛牵拉试验阳性；对比双侧上肢，患侧肱二头肌、肱三头肌可有肌力减退，上肢腱反射减退，甚至久病致肌萎缩；受压神经支配区域皮肤感觉减退。

该病保守治疗有很好的效果，其中推拿疗法最为有效，具有舒筋通络、调理气血、理筋整复之功效。除推拿疗法外，还可配合中药内服、针刺、西药应用等。

（二）辨证要点

本病的基本病因病机包括颈椎序列发生生物力学改变、骨组织及椎间盘组织退变性改变或颈椎急性外伤或慢性劳损累及其周围软组织、脊神经、脊髓、血管、交感神经。中医分为风寒湿痹型、气血瘀滞型、气血亏虚型三型。

（三）治疗特点

1. 以推拿五线五区十三穴为操作基础，运用仰卧位拔伸等手法治疗，通过舒筋通络、调理气血、理筋整复的作用达到治疗目的。

2. 根据不同节段病变及不同部位的症状表现，采用针对性的手法施治，目标更加明确，作用更加到位。

3. 辅助应用中医其他传统疗法，如针刺、中药内服，结合西医理疗、穴位注射、静脉点滴、药物口服等共奏功效。

（四）治疗特色

根据患者的不同症状、体征表现，运用中医辨证论治思路，结合西医解剖知识，以推拿疗法为主，通过五线五区十三穴操作、仰卧位拔伸手法，以舒筋通络、调理气血、理筋整复，达到消除神经根型颈椎病症状的目的，同时还可选择穴位注射、封闭治疗、针刺、中药内服、西药应用等作为辅助治疗，使疗效进一步巩固提高。

（五）注意事项

1. 注意颈部保暖，预防风、寒侵袭。

2. 避免久居阴冷潮湿之地。

3. 不宜劳汗当风，忌汗后冷水洗浴。

4. 枕头宜垫枕于颈项部，高度约 10 cm。

（六）颈部锻炼

颈部保健操指导：

1. 捏三下 用手掌心放在颈后部，用食、中、环及小指与掌根相对用力，提捏颈部肌肉，左手捏三把，右手捏三把。要求应连同皮肤、皮下组织和肌肉一起提捏，动作宜缓慢，捏后即感颈项轻松舒适。

2. 摩三下 用手掌放在颈后部，用手指、手掌连同掌根，沿颈项做横向的来回往返摩擦，左手摩三下，右手摩三下。要求要紧贴体表，有一定压力，指和掌连同掌根同时着力摩擦，摩擦后即感颈项发热舒适。

3. 扳三下 四指放在颈后部，头缓缓向后仰，同时手指向前扳拉，左手扳三下，右手扳三下。要求动作宜缓慢，扳拉动作要到位，仰与扳的动作应同时进行，使颈后部有被牵拉感。扳后即感颈部灵活自如。

六、疗效评判

（一）治愈

原有各型症状消失，颈、肢体功能恢复正常，能胜任原工作和生活。

（二）好转

原有各型症状减轻，颈、肢体功能改善。

（三）未愈

原有症状无改善。

第四节　项痹病（髓海不足型）－颈性眩晕诊疗方案

一、定义

椎动脉型颈椎病是一种常见的临床疾病，由于颈椎病变累及椎动脉后，导致血流障碍引起以眩晕为主要症状，兼有视力模糊、耳鸣、恶心、呕吐，甚至猝倒等发作性症状，究其原因为椎基底动脉供血不足（VBI），又可称之为椎动脉缺血综合征或颈性眩晕等。

本病属中医"眩晕"范畴。

二、诊断标准

参照中华人民共和国中医药行业标准《中医病证诊断疗效标准》（ZY/T001.1～001.9-94）和1993年全国第二届颈椎病专题座谈会纪要关于颈椎病诊断标准进行诊断。

（一）病史

1. 本病发病的诱因、特征、过程、持续时间、相关症状等。

2. 强调既往史，本病可见于各年龄阶段，有颈椎生理弧度改变、侧弯、颈椎关节序列紊乱改变引发颈项酸痛、板滞不适的病史。

（二）症状

1. 眩晕、恶心、呕吐，常在头颈转动时诱发，颈椎侧弯、后伸时加重。

2. 眩晕发作时可有猝倒病史，无意识障碍，可反复发作。

3. 或有耳鸣耳聋，视物不清及交感神经症状。

（三）体征

1. 颈椎生理前凸变小或消失，颈椎变直，颈部活动受限。
2. 患侧或双侧颈项肌紧张，板滞僵硬。
3. 病变部位棘突旁或横突部位压痛。
4. 旋颈试验阳性，即颈椎旋转到一定的方位即可出现眩晕，改变颈旋范围症状消失。
5. TCD 检测椎动脉血流速度减慢或增快。

（四）影像学检查

1. 颈椎 X 线摄片显示节段性不稳定或钩椎关节骨质增生。
2. 椎动脉三维 CT 造影（3D–CTA）或数字减影椎动脉造影（DSA）可见血管形态学改变。

影像学征象可作为椎动脉型颈椎病诊断的重要依据，同时可以排除如骨结核、骨折、肿瘤、椎体滑移等疾病。

三、辨证分型

椎动脉型颈椎病属中医"眩晕"范畴，其发生属虚者居多，如阴虚则肝风内动，血少则脑失所养，精亏则髓海不足，故为"眩晕"；属实者，由于痰浊壅遏，或化火上蒙清窍，亦可成"眩晕"。具体分以下四型：

（一）气血亏虚

眩晕，动则加剧，劳则即发，面色㿠白，唇甲无华，心悸少寐，神疲懒言，不思食欲，舌淡，脉细弱。

（二）肾精不足

眩晕，精神萎靡，少寐多梦，健忘，腰膝酸软，遗精耳鸣。偏阴虚者，见五心烦热，舌红，脉弦细数；偏阳虚者，见四肢不温，形寒冷，舌淡，脉沉细无力。

（三）肝阳上亢

眩晕，耳鸣，头胀痛，烦劳或恼怒后症状加重，面色潮红，急躁易怒，少寐多梦，口苦，舌红苔黄，脉弦。

（四）痰浊中阻

眩晕，见头重如裹，胸闷恶心，少食多寐，苔白腻，脉濡滑。

四、治疗方案

（一）推拿治疗

1. 治疗原则　疏经活血，理筋整复。恢复颈椎正常的生理曲度，纠正紊乱，以"开源增流""补偿平衡""解痉通畅"三部推拿法缓解对椎动脉的刺激，消除眩晕症状。

2. 治疗方法

（1）推拿疗法

手法：一指禅推法、㨰法、揉法、扳法等。

操作：

急性期治疗：对眩晕症状明显者，可采用仰卧位，并在颈项部涂上冬青膏用轻柔手法进行摩擦 1~2 分钟；或选用活血化瘀功效的中药注射液予静脉滴注。

缓解期治疗：治以补气活血，益髓止晕。治法：①取五线五区十三穴推拿法之督脉线（风府至大椎穴线），用一指禅推法、按揉法操作，上下往返 3 遍。②取五线五区十三穴推拿法之华佗夹脊线（风池穴至颈根穴线），用一指禅推法、按揉法操作，上下往返 3 遍。③用五线五区十三穴推拿法之颈部少阳合阳明线（乳突至缺盆穴线），用一指禅推法、按揉法操作，上下往返 3 遍。④根据症状累及部位，对相应穴位采用㨰法、摩法、按揉法，操作 5 分钟。⑤一指禅推风池穴（双），用拇指的尺侧偏峰沿寰枕关节向风府方向推动，左手推右侧，右手推左侧。每穴 3~5 分钟。⑥取颈臂穴（缺盆穴内 1 寸处，双侧同取），用一指禅推法、按揉法操作，每穴 1~2 分钟。⑦有椎间关节紊乱者，采用定位旋转扳颈法，以纠正颈椎关节紊乱。

（2）辅助治疗方法　有明显眩晕者，可选择 1~2 种具有活血化瘀功效的中药注射液，如三七总皂苷注射液（血塞通）、丹参注射液、川芎嗪注射液，予静脉滴注，适用于急性期。根据椎动脉分段与病变累及部位不同，可进行穴位注射，选用维生素 B_{12} 针、当归注射液等，谨慎进针得气后分别向不同方向注射药水，一般每穴 2~3mL，每次 2~4 穴，隔天注射 1 次，7 次为 1 个疗程。

（3）注意事项　① 严格按照操作要求运用各种颈部扳法；② 经过推拿治疗后，症状无明显改善者，应停止推拿治疗；③ 治疗过程中出现症状加重者，视病情调整治疗手段或停止推拿治疗。

（二）其他治法

1. 中药汤剂　中药内服主要以辨证论治为主。具体治疗如下：

（1）气血亏虚型

症状：眩晕，动则加剧、劳则即发，面色㿠白，唇甲无华，心悸少寐，神疲懒言，不思食欲，舌淡，脉细弱。

治则：补养气血，健运脾胃。

方药：归脾汤加减。

白术 9g，茯神 9g，黄芪 20g，龙眼肉 12g，酸枣仁 12g，人参 6g，木香 6g，炙甘草 3g，当归，远志 9g。

（2）肾精不足型

症状：眩晕，精神萎靡，少寐多梦，健忘，腰膝酸软，遗精耳鸣。偏阴虚者，见五心烦热，舌红，脉弦细数；偏阳虚者，见四肢不温，形寒冷，舌淡，脉沉细无力。

治则：偏阴虚者，补肾滋阴；偏阳虚者，补肾壮阳。

方药：偏阴虚者，左归丸加减；偏阳虚者，右归丸加减。

左归丸：熟地 12g，山药 12g，山茱萸 15g，鹿角胶 9g，菟丝子 12g，龟甲 9g，川牛膝 15g。

右归丸：熟地 12g，山药 12g，山茱萸 15g，鹿角胶 9g，菟丝子 12g，枸杞 15g，杜仲 12g，当归 12g，肉桂 15g，制附子 6g。

（3）肝阳上亢型

症状：眩晕，耳鸣，头胀痛，烦劳或恼怒症状加重，面色潮红，急躁易怒，少寐多梦，口苦，舌红苔黄，脉弦。

治则：平肝潜阳，滋养肝肾。

方药：天麻钩藤饮加减。

天麻 12g，钩藤 12g，杜仲 12g，茯神 12g，益母草 15g，黄芩 9g，桑寄生 15g，夜交藤 12g，川牛膝 12g，栀子 12g，石决明 20g。

（4）痰浊中阻型

症状：眩晕，见头重如裹，胸闷恶心，少食多寐，苔白腻，脉濡滑。

治则：燥湿祛痰，健脾和胃。

方药：半夏白术天麻汤加减。

制半夏 12g，白术 15g，天麻 12g，陈皮 12g，炙甘草 3g，茯苓 12g，生姜 6g，大枣 15g，蔓荆子 12g。

2. 颈椎固定　可选用颈托固定，以辅助颈椎生物力学支撑，减少颈椎的过度活动。适用于神经根型、椎动脉型、脊髓型颈椎病及颈椎失稳者。

3. 针刺　可选用风府、风池、天柱、颈根穴、颈夹脊、太阳穴、百会穴等，并根据症状所累及的部位，按照"经络所过，主治所及"的原则选用相应的穴位针刺。

4. 中成药制剂　口服药，如颈复康胶囊（冲剂）、强力天麻杜仲胶囊、血塞通片（胶囊）、骨康胶囊等，临床可选择性应用。外用药，如麝香止痛膏、骨通贴膏、狗皮膏、热敷贴等，各种活血通络的外用膏剂、乳剂临床可选择性应用。

5. 局部外敷及理疗　常用方法有中药外敷、中药配方湿热敷、低频脉冲、红外线透热照射疗法等，可根据证型选择性应用。

6. 西药应用　①眩晕：可选用扩血管药物，如尼莫地平片、倍他司汀片；②恶心、呕吐：可选用镇吐类药物或维生素类药物，如胃复安、维生素 C 等；③镇痛：可选用非甾体类药物，如芬必得、扶他林等。

五、诊疗策略选择

（一）诊疗流程

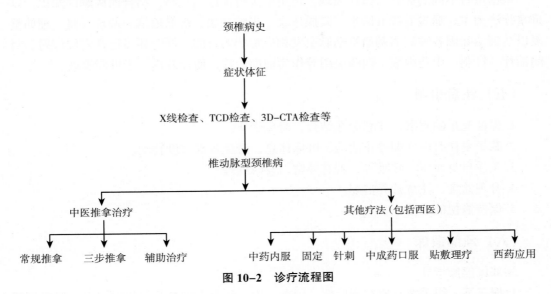

图 10-2　诊疗流程图

患者大部分有颈椎病史，症状表现为眩晕、恶心、呕吐，常在头颈转动时诱发，颈椎侧弯、后伸时加重；可有猝倒病史，无意识障碍，反复发作；或有耳鸣耳聋，视物不清及交感神经症状。体征表现为颈椎生理前凸减少或消失，颈椎变直，颈部活动受限，患侧或双侧颈项肌紧张，板滞僵硬，病变部位棘突旁或横突部位压痛，旋颈试验阳性，即颈椎旋转到一定的方位可出现眩晕，改变颈旋范围症状消失。该病保守治疗有很好的效果，其中推拿疗法最为有效，具有疏经活血、理筋整复、"开源增流""补偿平衡""解痉通畅"的优点。除推拿疗法外还可配合中药内服、针刺、西药应用等。

（二）辨证要点

本病的基本病因病机包括颈椎序列发生生物力学改变、骨组织及椎间盘组织退变性改变或颈椎急性外伤或慢性劳损累及其周围软组织、脊神经、脊髓、血管、交感神经。中医分为气血亏虚、肾精不足、肝阳上亢、痰浊中阻四型。

（三）治疗特点

1. 以推拿五线五区十三穴为操作基础，运用三步推拿等手法治疗，通过舒筋通络、调理气血、理筋整复的作用达到治疗目的。

2. 根据椎动脉不同走形分段的病变及不同部位的症状表现，采用针对性的手法施治，目标更加明确，作用更加到位。

3. 辅助应用中医其他传统疗法，如针刺、中药内服，结合西医理疗、穴位注射、静脉点滴、药物口服等共奏功效。

（四）治疗特色

根据患者不同的症状、体征表现，运用中医辨证论治思路，结合西医解剖知识，以推拿疗法为主，通过五线五区十三穴操作及三步推拿法，舒筋通络、调理气血、理筋整复以达到消除因各种病因刺激椎动脉引发相应症状的目的。同时还可选择穴位注射、封闭治疗、针刺、中药内服、西药应用等作为辅助治疗，使疗效进一步巩固提高。

（五）注意事项

1. 保证充足的睡眠，注意劳逸结合，避免受寒。
2. 眩晕发作时应立即停止活动，卧床休息，避免颈部过度转动。
3. 关注自身血压、呼吸等，若有异常，及时处理。
4. 合理饮食，注意营养搭配。
5. 保持愉悦的心情。

（六）颈部锻炼

颈部保健操指导：

1. 捏三下　用手掌心放在颈后部，用食、中、环及小指与掌根相对用力，提捏颈部肌肉，左手捏三把，右手捏三把。要求应连同皮肤、皮下组织和肌肉一起提捏，动作宜缓慢，捏后即感颈项轻松舒适。

2. 摩三下　用手掌放在颈后部，用手指、手掌连同掌根，沿颈项做横向地来回往返摩擦，左手摩三下，右手摩三下。要求要紧贴体表，有一定压力，指和掌连同掌根同时着力摩擦，摩擦后即感颈项发热舒适。

3. 扳三下　四指放在颈后部，头缓缓向后仰，同时手指向前扳拉，左手扳三下，右手扳三下。要求动作宜缓慢，扳拉动作要到位，仰与扳的动作应同时进行，使颈后部有被牵拉感。扳后即感颈部灵活自如。

六、疗效评判

（一）治愈

原有各型症状消失，颈、肢体功能恢复正常，能胜任原工作和生活。

（二）好转

原有各型症状减轻，颈、肢体功能改善。

（三）未愈

原有症状无改善。

第五节　胸椎错缝症（胸椎后关节紊乱）诊疗方案

一、诊断

（一）疾病诊断

1. 中医诊断标准　参照普通高等教育"十一五"国家级规划教材《推拿学》第一版（范炳华主编，由中国中医药出版社 2008 年出版）。

（1）症状　①一般有牵拉、过度扭转外伤史。②局部疼痛剧烈，甚则牵掣肩背作痛，俯仰转侧困难，常固定于某一体位，不能随意转动，疼痛随脊柱运动增强而加重，且感胸闷不舒，呼吸不畅，入夜翻身困难。重者可有心烦不安，食欲减退。③部分患者可出现脊柱水平面有关脏腑反射性疼痛，如胆囊、胃区等疼痛。

（2）体征　①棘突偏歪：脊柱病变节段可触及偏歪的棘突。表现为一侧偏突，而对侧空虚感。②压痛：脊柱病变节段后关节处有明显压痛，多数为一侧，少数为两侧。③肌痉挛：根据病变节段的不同，菱形肌、斜方肌可呈条索状痉挛，亦有明显压痛。④功能障碍：多数无明显障碍，少数可因疼痛导致前屈或转侧时活动幅度减小，牵拉疼痛。

（3）辅助检查　胸椎 X 线：胸椎后关节错缝属解剖位置上的细微变化，两侧关节突的关节间隙宽度可能存在 1mm 以上差异。严重者可见脊柱侧弯，棘突偏歪等改变。

2. 西医诊断标准　参照《软组织损伤学》第一版（张万福主编，由天津科学技术出版社 1993 年出版）。

（1）症状　①有急慢性脊背损伤史。②有急慢性脊背疼痛或脊背累、沉重等不适感，局部疼痛剧烈。③部分患者可出现脊柱水平面有关脏腑反射性疼痛，如胆囊、胃区等疼痛。

（2）体征　①自上而下顺序检查胸椎棘突有压痛、叩击痛或偏歪，棘突隆起或凹陷。②韧带钝厚或剥离，棘突、棘突间和棘旁软组织可有不同范围和程度的损伤与疼痛。

（3）辅助检查　胸椎 X 线显示后关节间隙宽度改变，并可排除结核、肿瘤、骨折、炎症等疾患。

（二）分期诊断

1. 急性期　胸椎局部疼痛较剧，甚则牵掣肩背作痛，脊柱水平面有关脏腑反射性疼痛，俯仰转侧活动严重受限。

2. 缓解期　胸椎局部疼痛缓解，牵掣肩背作痛，脊柱水平面有关脏腑反射性疼痛症状减轻，俯仰转侧活动稍受限。

3. 康复期　胸椎后关节紊乱的相关症状、体征逐渐消失，活动如常。

（三）证候诊断

1. 气滞血瘀证　痛处固定，或胀痛不适，或痛如锥刺，活动不利，甚则不能转侧，痛处拒按，舌质暗青或有瘀斑，脉弦涩或细数。常有外伤、扭挫伤病史。

2. 风寒湿痹证　冷痛重着，转侧不利，遇阴雨天或感风寒后加剧，痛处喜温喜按，肢体欠温，舌淡苔薄白，脉沉紧或沉迟。

二、治疗方案

（一）分期推拿治疗

1. 急性期　治法：快速止痛（安全止痛为主，慎用整复类手法）。操作：患者俯卧位，对胸椎关节周围疼痛等症状明显者，医生可采用膏摩或理筋手法在病变部位治疗3~5分钟以缓解疼痛。

2. 缓解期　治法：疏经通络，行气活血，理筋整复。操作：

（1）患者取俯卧位，医生立于其一侧，以㨰法、按法、揉法在胸背部交替操作，时间5~8分钟。

（2）继上势，医生沿脊柱两侧竖脊肌用按揉法、弹拨法操作，或点按背部华佗夹脊穴，以病变对应区域为主，时间3~5分钟。暴露背部皮肤，涂上介质，沿两侧膀胱经行擦法，以透热为度。

（3）胸椎关节调整。方法一：患者俯卧，术者站立在患侧，一手向上扳动一侧肩部，另一手掌抵压患处棘突，两手同时相对用力扳压。方法二：患者取坐位，术者立于其身后，采用抱颈提胸法，或采用胸椎对抗复位扳法操作，以整复关节错缝。

（二）特色疗法

1. 针灸治疗　可选用肺俞、风门、心俞、膈俞、肝俞等，并根据症状所累及的部位，按照"经络所过，主治所及"的原则选用相应穴位针灸或拔罐治疗。

2. 穴位注射　根据胸椎病变部位和病情，选择1~3个夹脊穴，注射液可选用红花注射液、丹参注射液等，注射方法参照穴位注射技术操作规范，每穴注射0.5~2mL，隔日1次，共3~5次。

3. 中药外敷　麝香镇痛膏、骨通贴膏、狗皮膏、热敷贴等或其他各种外用活血通络的膏剂、乳剂，临床可选择性应用。

4. 导引疗法　导引法一：易筋经选择韦陀献杵、掌托天门、掉尾式作为重点锻炼方法。导引法二：脊柱功选择轮转双臂、仙鹤点水作为重点锻炼方法。导引法三：八段锦选择"双手托天理三焦""左右开弓似射雕尾"作为重点锻炼方法。

（三）辨证选择口服中药汤剂、中成药

1. 气滞血瘀证　治法：行气活血，舒筋通络。推荐方药：身痛逐瘀汤加减，秦艽、

川芎、桃仁、红花、甘草、羌活、没药、当归、灵脂、香附、牛膝、地龙等。中成药：七厘胶囊、活血止痛胶囊等。

2. 风寒湿痹证　治法：祛风除湿，温经止痛。推荐方药：羌活胜湿汤加减，羌活、独活、藁本、防风、甘草、川芎、蔓荆子、生姜等。中成药：独活寄生丸、追风活络丸等。

（四）辨证选择静脉滴注中药注射液

胸椎局部疼痛较剧，活动严重受限者，可选择 1～2 种具有活血化瘀功效的中药注射液静脉滴注，如三七总皂苷注射液（血塞通）、丹参注射液、川芎嗪注射液，注射用红花黄色素等。

（五）其他疗法

1. 胸椎制动　减少胸椎部位过度活动，适用于胸椎习惯性失稳者。
2. 理疗　如低频脉冲、红外线透热照射疗法等，可根据证型选择性应用。

（六）对症处理

疼痛严重者可选用非甾体类药物，如双氯芬酸钠、布洛芬、美洛昔康或塞来昔布等。

（七）健康指导

1. 急性期发作时应停止活动，卧硬床休息。
2. 缓解期治疗期间避免胸椎过度活动，避免劳累。
3. 康复期避风寒、畅情志，注意劳逸结合。

三、疗效评价

（一）评价标准

参照普通高等教育"十一五"国家级规划教材《推拿学》第一版（范炳华主编，由中国中医药出版社 2008 年出版）。治愈：症状消失，功能恢复正常，能胜任原工作和生活。好转：症状减轻，脊柱胸段能改善。未愈：原有症状无改善。

（二）评价方法

1. 根据胸椎错缝（胸椎后关节紊乱）的症状、体征、生活质量量化指标观察表，评价治疗前后胸背酸胀痛、肌肉拘紧、活动受限的改善情况。
2. 根据疼痛视觉模拟标尺评估 VAS 表格评价疼痛症状的改善情况。

第六节　慢性疲劳综合征诊疗方案

一、诊断

（一）疾病诊断

1.中医诊断标准　参照新世纪全国高等中医药院校规划教材《针灸学》（石学敏主编，由中国中医药出版社2002年出版）、全国高等中医药院校教材《中医内科学》（张伯礼、薛博瑜主编，由人民卫生出版社2012年出版）和《中国推拿百科全书》（骆仲遥主编，由人民卫生出版社2009年出版）的相关内容及其他相关文献研究。

（1）无明显脏器器质性病变，以虚损性疲劳为主。

（2）多以懈怠、劳倦、失眠健忘等为主要表现。

（3）多伴有脏腑、气血、阴阳亏虚的相关症状。

2.西医诊断标准　参照美国疾病控制中心1994年修订的"慢性疲劳综合征"诊断标准。

（1）通过临床评定的无法解释的持续或反复发作的慢性疲劳，这种疲劳是新发的或者有明确的发病时间，非先天性的，不是由于正在从事的劳动引起的，经过休息不能得到缓解，且患者的职业能力、受教育能力、社交能力及个人生活等各方面较患病前有实质性下降。

（2）下述症状同时出现4项或4项以上，且这些症状已经持续存在或反复发作6个月或更长的时间，但不应该早于疲劳：①短期记忆力或集中注意力明显下降；②咽痛；③颈部或腋下淋巴结肿大压痛；④肌肉疼痛；⑤没有红肿的多关节疼痛；⑥头痛，但其发作类型、方式及严重程度与以前不同；⑦睡眠后不能恢复精力；⑧运动后的疲劳持续时间超过24小时。

（二）证候诊断

1.肝郁脾虚证　神疲乏力，四肢倦怠，不耐劳作，头部及周身窜痛不适，抑郁寡欢，悲伤欲哭，或急躁易怒，情绪不宁，注意力不能集中，记忆力减退，胸胁满闷，喜出长气，头晕，低热，睡眠不实，纳食不香，腹部胀满，大便溏软或干稀不调，月经不调，舌胖苔白，脉弦缓无力等。

2.心脾两虚证　精神疲倦，四肢无力，劳则加重，神情忧郁，不耐思虑，思维混乱，注意力不能集中，心悸健忘，胸闷气短，多梦易醒，食欲不振，头晕头痛，身痛肢麻，面色不华，舌质淡，脉细弱等。

3.脾肾阳虚证　精神萎靡，面色苍白，肢软无力，腰膝冷痛，困倦嗜睡，懒言易汗，畏寒肢冷，食少便溏，或遗精阳痿，性欲减退，舌质淡胖有齿痕，苔白，脉沉迟无力等。

4. 肝肾阴虚证 形体虚弱，神疲无力，腰膝足跟酸痛，潮热盗汗，头晕头痛，耳鸣眼涩，心烦易怒，失眠健忘，口干咽痛，午后颧红，大便干结，遗精早泄，月经不调，舌红，少苔或无苔，脉弦细数等。

二、治疗方案

（一）推拿治疗

1. 常规手法操作 头面部：患者取仰卧位，闭目。医生位于患者头侧，以一指禅偏峰推眼眶，分抹面额及头部；按揉百会穴、太阳穴，5 分钟左右。腰背部：患者取俯卧位，腰背部覆盖治疗巾，医生站于一侧，沿两侧膀胱经用㨰法上下往返治疗 5 分钟左右；一指禅推法或按揉法施于肺俞、心俞、脾俞、肝俞、肾俞、命门等穴位；然后用右手食、中二指指腹循督脉自大椎穴向长强穴轻抹 3 遍；后行捏脊法在背部膀胱经反复提捏多次，以皮肤略红，稍有温热为度；最后以擦法擦督脉、命门。腹部：患者仰卧位，医生立于一侧，用手指按揉胸腹部任脉及胃经各约 1 分钟，然后以腹部为重点，沿顺时针方向揉腹、摩腹 3～5 分钟，最后用一指禅推法或拇指点按膻中、中脘、天枢、气海、关元等穴位 5～8 分钟。四肢部：患者分别取仰卧位和俯卧位，覆治疗巾于上、下肢部，医生站于一侧，施㨰法于四肢部，以手阳明大肠经、足阳明胃经和足太阳膀胱经为主；配合一指禅推法或按揉法施于曲池、内关、合谷、神门、血海、伏兔、足三里、三阴交、太溪等穴位。

2. 脊柱关节调整手法 根据病情需要，对颈、胸、腰骶椎出现小关节紊乱征象的患者，可施以脊柱关节调整推拿技术，尤其要重视枕寰枢、骶髂关节、颈胸交界处的脊柱调整。

（二）针灸治疗

1. 针刺 辨证选用百会、印堂、大椎、膻中、气海、关元、内关、神门、血海、足三里、三阴交、行间、太溪等腧穴，气虚明显者用温针灸，肝郁者加太冲或期门，肾虚者加肾俞或命门，脾虚者加中脘或脾俞，头痛者加太阳或风池等。用补法或平补平泻法，留针 30 分钟，隔日 1 次。

2. 灸法 循经灸督脉及背俞穴，分别选取大椎、至阳、心俞、膈俞、肝俞、脾俞、命门、肾俞等穴，用艾条循经按腧穴位置自上至下分别于各穴施回旋灸致局部皮肤发红，患者觉发热为止，各穴施术 3～5 分钟，隔日 1 次。

3. 拔罐治疗 沿背部督脉及膀胱经行拔罐治疗，每次 5 分钟，可酌情予以走罐及闪罐治疗。

（三）辨证选择口服中药汤剂、中成药

1. 肝郁脾虚证 治法：健脾益气，调肝解郁。推荐方药：逍遥散加减，柴胡、茯苓、当归、白芍、白术、薄荷、生姜、郁金、川楝子、厚朴、枳壳、甘草等。中成药：

逍遥丸等。

2. 心脾两虚证　治法：益气补血，健脾养心。推荐方药：八珍汤加减，党参、茯苓、白术、甘草、川芎、当归、白芍、地黄等。中成药：归脾丸、补中益气丸等。

3. 脾肾阳虚证　治法：温中健脾，益肾壮阳。推荐方药：右归丸加减，熟地黄、制附子、肉桂、山药、白术、山茱萸、菟丝子、鹿角胶、枸杞子、当归、杜仲、炙甘草等。中成药：右归丸等。

4. 肝肾阴虚证　治法：补益肝肾，滋阴清热。推荐方药：知柏地黄汤加减，熟地、山萸肉、山药、泽泻、茯苓、丹皮、知母、黄柏、龟甲、鳖甲、枸杞子等。中成药：知柏地黄丸等。

（四）运动疗法

适当进行有氧训练，根据个人特性、工作环境和生活习惯进行选择，如快走、慢跑、骑车、太极拳、导引等。

（五）健康指导

1. 避风寒，适寒温，尽量减少伤风感冒。
2. 调饮食，戒烟酒，少食辛辣厚味、生冷不洁之物。
3. 慎起居，适劳逸，松弛有道，适当节制房事。
4. 畅情志，少烦忧，积极的心理疏导有利于身体的康复。

三、疗效评价

（一）评价标准

参照《中药新药临床研究指导原则》制定：疗效指数（尼莫地平法）=（治疗前临床症状积分 − 治疗后临床症状积分）/ 治疗前临床症状积分 ×100%。治愈：临床症状、体征消失或基本消失，疗效指数 ≥ 95%。显效：临床症状、体征明显改善，70% ≤ 疗效指数 <95%。有效：临床症状、体征均有所好转，30% ≤ 疗效指数 <70%。无效：临床症状、体征无明显改善，甚或加重，疗效指数 <30%。

（二）评价方法

1. 评价时点　第一次治疗当天及治疗 14～21 天，可选用"慢性疲劳综合征临床症状评分标准"或"疲劳评价量表"等进行评价。

2. 评价量表　根据"疲劳评价量表"评价。疲劳量表即 FS-14 量表，是 1992 年由英国 King's College Hospital 心理医学研究室编制。

参考文献

1. 朱文锋. 中医诊断学［M］.2 版. 北京：中国中医药出版社，2007.

2. 王和鸣，黄桂成. 中医骨伤科学［M］.3 版. 北京：中国中医药出版社，2012.

3. 方剑乔，陈华德. 针灸推拿临床诊疗基础［M］. 北京：中国中医药出版社，2003.

4. 董福慧. 触诊诊断学［M］. 北京：中国盲文出版社，2015.

5. 邵福元，邵华磊. 颈肩腰腿痛应用检查学［M］. 郑州：河南科学技术出版社，2002.

6. 韦保新，娄赟. 伤科推拿学［M］. 北京：中国中医药出版社，2016.

7. 曹仁发. 中医推拿学［M］.2 版. 北京：人民卫生出版社，2011.

8. 贾建平. 神经病学［M］.6 版. 北京：人民卫生出版社，2010.

9. 吴江. 神经病学［M］.2 版. 北京：人民卫生出版社，2010.

10. 薛辛东. 儿科学［M］.3 版. 北京：人民卫生出版社，2010.

11. 欧小凡，陈志斌，林斯革，等. 脑电图、经颅多普勒及 P300 检测技术在偏头痛诊断中的应用价值［J］. 中国实验诊断学，2013，17（1）：49-51.

12. 应琨，徐敬琴，郭丹华. 改进的蝶骨电极（毫针蝶骨电极）640 例临床应用［J］. 中国医学科学院学报，1980（3）：171-176.

13. 李春辉，陈自卫，张朝利，等. 自制口式鼻咽电极描记脑电图 30 例［J］. 中国神经精神疾病杂志，1984（1）：59-63.

14. 田宏，周文静，王东明，等. 脑深部电极监测在致痫灶定位中的应用［J］. 中国微侵袭神经外科杂志，2010，15（7）：295-297.

15. 蔡翔，秦炯，刘晓燕，等. 脑电图标准化闪光刺激试验在癫痫诊断中的意义［J］. 中华实用儿科临床杂志，2006，21（11）：696-698.

16. 尹克凤，邱心华. 剥夺睡眠诱发试验对提高癫痫脑电图阳性率的作用（附 60 例分析）［J］. 淮海医药，1996（3）：7.

17. 陈静，刘晓林，于山. 睡眠剥夺与睡眠诱发试验脑电图分析［J］. 蚌埠医学院学报，2002，27（6）：538-539.

18. 孔峰. 儿童脑电图［J］. 现代电生理学杂志，2009，18（3）：176-181.

19. 周鑫，张玲莉，饶广勋. 视觉诱发电位技术与视力客观评估［J］. 国际眼科杂志，2005，5（1）：135-138.

20. 宋建敏，周晓玉，程锐，等. 新生儿重症监护病房早产儿视觉诱发电位检查及其相关因素分析［J］. 中国儿童保健杂志，2015，23（4）：357-363.

21. 湛月娥，王丹，许蔓春，等. 脑干听觉诱发电位在新生儿缺氧缺血性脑病中的应用价值［J］.

中国现代神经疾病杂志，2006，6（4）：271-274.

22. 尤奕. 躯体感觉诱发电位对脑卒中预后的应用价值［J］. 中国实用神经疾病杂志，2014（16）：7-9.

23. 张丽萍，王世民，张雪青. 脑梗死患者经颅磁刺激运动诱发电位及躯体感觉诱发电位的特点及其意义［J］. 山东医药，2014（32）：38-40.

24. 王明时，刘瑾，李岳崎. 事件相关电位的刺激方式及最新进展［J］. 天津大学学报，2003，36（6）：697-702.

25. 胡理，罗层，陈军.ICD-11慢性疼痛分类［J］. 中国疼痛医学杂志，2015，21（7）：486-488.

26. 吴媛媛，方剑乔，陈利芳，等. 慢性疼痛患者疼痛因素与伴发情绪障碍的相关性分析［J］. 中国疼痛医学杂志，2015，21（11）：873-875.

27. 张玉秋，纪如荣. 痛情绪和相关记忆机制的研究进展［J］. 神经科学通报，2005，21（1）：10-18.

28. 徐城，杨晓秋，刘丹彦. 常用的疼痛评估方法在临床疼痛评估中的作用［J］. 中国疼痛医学杂志，2015，21（3）：210-212.

29. 卢波，孙建良，肖纯，等. 痛情绪的神经回路及其机制研究进展［J］. 国际麻醉学与复苏杂志，2016，37（6）：530-532.

30. 刘衔华. 慢性疼痛患者的记忆功能损伤及其神经心理机制［J］. 中国康复医学杂志，2013，28（11）：1075-1077.

31. 王虹. 经络理论在疾病诊断中的应用［J］. 北京中医药大学学报：中医临床版，2003，10（2）：49-50.

32. 王品山，王明章. 针灸临床的经络辨证［J］. 中华中医药学刊，2006，24（8）：1440-1441.

33. 薛立功. 中国经筋学［M］. 北京：中医古籍出版社，2009.

34. 黄义梅，杨洪钦，谢树森. 基于光学成像技术的针灸镇痛机理研究［J］. 激光与光电子学进展，2011，48（11）：70-75.

35. 梁宜，方剑乔.5-羟色胺痛觉调制与针灸镇痛相关研究［J］. 上海针灸杂志，2009，28（8）：492-495.

36. 余晓佳，丁光宏，姚伟，等. 穴位处胶原纤维在针刺大鼠"足三里"镇痛过程中的作用［J］. 中国针灸，2008，28（3）：207-213.